Ute St. Jean / Barbara Spachtholz

Wirbelsäulen-gymnastik, die hilft

Fit für den Tag durch Gymnastik, Atemtraining und Entspannung

Bechtermünz Verlag

Wir danken Herrn Dr. Fischer für seinen Beitrag zu diesem Buch
und für seine medizinische Beratung.

Genehmigte Lizenzausgabe für
Weltbild Verlag GmbH, Augsburg 1999

Umschlaggestaltung: Adolf Bachmann, Reischach
Gesamtherstellung: Westermann Druck Zwickau GmbH
Printed in Germany
ISBN 3-86047-372-7

Inhalt

Vorwort

Rückenschmerzen haben an Häufigkeit in den letzten Jahrzehnten enorm zugenommen. Viele Statistiker geben Zahlen an, die beweisen, daß jeder zweite oder dritte Bundesbürger oder sogar 80 Prozent der Bevölkerung über 60 Jahre schmerzvolle Erfahrungen mit seinem Rücken macht.

Somit ist inzwischen die gymnastische Schulung der Rückenmuskulatur in den Vordergrund der Behandlung, insbesondere statisch bedingter Störungen und ihrer *Prophylaxe* getreten.

Es ist deshalb besonders verdienstvoll, wenn zwei erfahrene Gymnastiktherapeutinnen wie Barbara Spachtholz und Ute St. Jean ihr Wissen weitergeben und allgemein zugänglich machen.

Die Ursachen der Rückenschmerzen sind vielfältig und bedürfen der ärztlichen und röntgenologischen Klärung zum Ausschluß organisch bedingter Schäden. Die Großzahl der Beschwerden liegt jedoch im Bereich zivilisationsbedingter und damit funktioneller Störungen (Einzelheiten siehe im ärztlichen Teil).

Der Zweck dieses Buches ist: das Wissen um die Möglichkeiten einer speziellen Gymnastik zu erweitern und dem Leser die Möglichkeit zu bieten, sich von zwei auf dem Gebiet der Rückenschulung tätigen Therapeuten Informationen und Anregungen zu holen, wie sich Rückenschmerzen mit Hilfe gezielter Übungen lindern beziehungsweise von vornherein vermeiden lassen.

Dr. Hans-Karl Fischer
Lehrbeauftragter der TU München
und der Universität Passau

Einführung

Rücksicht auf den Rücken

Probleme mit der Wirbelsäule – wer kennt sie nicht? Nahezu jeder Erwachsene kennt Verspannungen und Rückenschmerzen aus eigener Erfahrung.

Vor der Technisierung unserer Arbeitswelt hatten in erster Linie Menschen in Berufen mit hoher körperlicher Belastung Wirbelsäulenprobleme und die damit verbundenen Schmerzen. In unserer Zeit hat sich dieses Leiden zur Volkskrankheit Nummer Eins entwickelt. Hauptursache ist heute jedoch nicht mehr die körperliche Arbeit, sondern die Dauerbelastung, die sich aus falscher Haltung, vielem Sitzen und zu wenig Bewegung ergibt. Auf der einen Seite fordert eine hohe Arbeitsbelastung eine gute körperliche und geistige Kondition, auf der anderen Seite werden wir durch die zunehmende Spezialisierung in unseren Tätigkeiten oft nur einseitig muskulär gefordert. Durch die Technik, ohne die wir uns unseren heutigen Haushalt gar nicht mehr vorstellen können, wird diese einseitige Belastung sogar noch gefördert. Wir schlittern geradezu hinein in eine muskuläre Dysbalance (ein gestörtes Gleichgewicht), bedingt durch fehlende Bewegung und einseitige, minimale muskuläre Beanspruchung.

Unser Organismus entwickelt ein ganz natürliches Schutzsystem, wenn er hohen, streßreichen Anforderungen ausgesetzt ist, ohne dabei den entsprechenden seelischen, sozialen und körperlichen Ausgleich zu haben. Denn geschieht dies regelmäßig, stellen sich bei längerer Einwirkung von Fehlbelastungen Beschwerden unterschiedlichster Art ein. Sowohl der Bewegungsapparat als auch die Funktionsfähigkeit der inneren Organe werden stark beeinträchtigt. Es folgen funktionelle Störungen, die sich durch Schmerzen äußern.

Eines der ersten Organe in unserem Körper, das sich mit den Jahren deutlich verändert, ist die Wirbelsäule. Bereits ab 40 Jahren können bei vielen Menschen degenerative Veränderungen festgestellt werden.

Jahrelang können wir allerdings beschwerdefrei bleiben. Junge Menschen sind da besonders unempfindlich. Selbst dann, wenn der Arzt schon an Muskel- und Bindegewebsverspannungen und Bewegungseinschränkungen das zukünftige Krankheitsbild erkennt, fühlen sie sich noch topfit. Jedoch werden sich bei nicht rechtzeitiger Behandlung die Rückenschmerzen mit Sicherheit einstellen.

Vorbeugen ist besser als heilen, sagt schon ein altes Sprichwort. Die Wirbelsäule, das Rückgrat unseres Körpers, ist zwar robust, und wir besitzen ganz außerordentliche Fähigkeiten zur Regeneration, doch eine frühzeitige Vorbeugung schützt uns vor Rückenerkrankungen.

Eine gesunde und kräftige Muskulatur ist die Voraussetzung, daß wir die körperlichen Anforderungen, die an unseren Körper gestellt werden, gut bewältigen können. Es ist deshalb notwendig, daß wir dem Körper jede sich bietende Möglichkeit zur körperlich richtigen Aktivität geben.

Deshalb: Bewegen Sie sich!

Wer nur noch sitzt – bei der Arbeit am Schreibtisch, nach Feierabend vor dem Fernsehgerät, zwischenzeitlich am Steuer seines Autos –, der schadet seiner Wirbelsäule gleich mehrfach. Bewegungsmangel läßt die Muskulatur, die die Wirbelsäule aufrecht hält, erschlaffen, und damit verliert der Mensch auch die aufrechte Haltung. Deshalb müssen und können wir etwas dagegen unternehmen. Der immer größer werdende Freizeitraum läßt sich für unsere körperliche Fitneß nutzen. Bewegung und Sport werden zum freiwilligen und aus gesundheitlichen Gründen zum unbedingt notwendigen Ersatz für das früher bewegungsreichere Alltagsleben.

Leistungsfähige Muskeln brauchen eine aktive, isometrische Grundspannung, die man ganz bestimmt nicht erhält, indem man nur sitzt, sondern erst, wenn man aufsteht und sich bewegt. Dann erhält der Organismus – auch das Gehirn – eine ganz andere Durchblutung, die wiederum für Aktivität im gesamten Körper sorgt. Abbauprodukte können besser abtransportiert werden, und die Sauerstoffversorgung wird erheblich verbessert.

Ohne Bewegung leben wir gefährlich

Nun ist jeder von uns für seine Gesundheit selbst verantwortlich. Wir sind sozusagen der „Produzent“ unseres Zustandes. (Also nicht der „Konsument“, der passiv darauf wartet, daß ihn die Therapeuten gesund machen.) Man muß sich nur mal einen Ruck geben. Selbst bei schon bestehenden Schädigungen der Wirbelsäule gibt es viele Möglichkeiten, sich gesund zu bewegen, wie Sie in unserem Übungsteil sehen und bei den Übungen auch spüren werden. Es ist unendlich wichtig, den Einstieg in ein Bewegungstraining zu finden – und wenn es morgens im Schlafzimmer ist, nur für ein paar Minuten, bevor Sie aufstehen. Ihre Wirbelsäule wird es Ihnen danken!

Bei Körperübungen werden die Gelenke bewegt, die Muskeln und Sehnen gedehnt. Damit kommt die Durchblutung in Gang, die auch gleichzeitig eine psychologischen Effekt hat: Wer sich körperlich bewegt, gewinnt nicht nur körperliche, sondern auch geistige Frische. Man spricht ja auch von der geistigen Beweglichkeit. Aus der Bewegung kann der Mensch immer wieder neue Kraft schöpfen – sein ganzes Wohlbefinden ist davon abhängig. Bewegung ist gleichzusetzen mit Lebensfreude – sie ist das Ja zum eigenen Körper, das Ja zum Leben. Die Bewegung hilft, ein Gefühl für die Energie und für den Körper zu entwickeln; eine Balance zwischen Körper und Seele zu finden. Gesundheit ist keine Ware, die man sich aus dem Regal nehmen und kaufen kann, vergessen Sie das nicht!

Machen Sie mit!

Lernen Sie, mit Ihrem Rücken umzugehen. Lernen Sie, ihn durch rückenfreundliches Verhalten und eine optimale Arbeitsplatzgestaltung sowie durch ausreichende Entspannung und Bewegung zu schonen. Und lernen Sie, wie Sie Ihren Rücken durch Wirbelsäulengymnastik, gezielte Muskelstärkung und Haltungstraining stabilisieren können. Wenn Sie intensiv üben, werden auch Sie bald zu den glücklichen Menschen gehören, die keine Probleme mit ihrer Wirbelsäule haben und schmerzfrei ihre Tage genießen können. In diesem Sinne wünschen wir Ihnen viel Erfolg!

Barbara Spachtholz und *Ute St. Jean*

1. Warum der Rücken schmerzt: Die Wirbelsäule und die Ursachen von Rückenschmerzen

„Die Wirbelsäule – das unbekannte Organ"

Die Wirbelsäule ist das Organ der typisch menschlichen Haltung und einer „zentralen Stromversorgung". Sie beinhaltet und schützt die Fortsetzung unseres Gehirns, nämlich das Rückenmark und seine Häute.

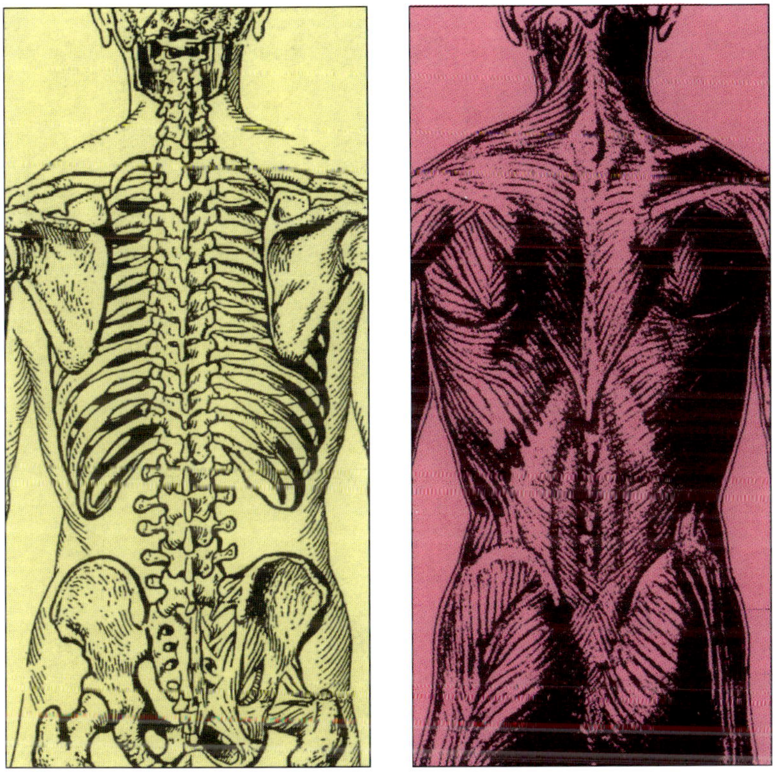

1

Zahlreiche Bänder und Muskeln sorgen für den Zusammenhalt der Wirbelsäule, der Zwischenwirbel oder Bandscheiben, die als sogenannte „Pufferzonen" für Elastizität in diesem knöchernen Gefüge sorgen und für die Größe des Menschen im Tages- und Lebenslauf verantwortlich sind.

Wir unterscheiden an der Wirbelsäule vier Etagen: zwei bewegliche, die Halswirbelsäule und Lendenwirbelsäule, und zwei starre, nämlich die Brustwirbelsäule und das Kreuzbein mit Becken, die für die darunterliegenden Organe bewahrend und schützend sind. Im allgemeinen hat der Mensch 24 Wirbel oder wirbelähnliche Knochen.

Der Aufbau der einzelnen Wirbelkörper mit Rückenmarktunnel, Seitenflügel und Dornfortsätzen ist vor allem von seiner Funktion her zu verstehen, und da sind vorwiegend Schutzfunktionen für das Rückenmark und gegen Überdrehungen der Wirbelsäule nach der Seite und nach hinten zu nennen. Zwischen den Wirbelkörpern liegen die Zwischenwirbelscheiben, darüber die Austritte von Nerven und Gefäßen. Die Nerven sorgen in der Peripherie für den Strom in der Muskulatur und deren Aktivierung; die in der Nähe des Rückenmarks verlaufenden Gefäße haben meist mit der Versorgung des Rückenmarks und seiner Häute zu tun.

Für die Aufrechthaltung der Wirbelsäule ist vor allem der große lange Rükkenmuskel verantwortlich, der von Beckenhöhe bis zur Halswirbelsäule reicht. Das Kreuzbein und seine Umgebung werden durch Muskeln und Bänder zusammengehalten. Zu nennen sind hier noch zwei empfindliche, aber sehr wichtige Muskelgruppen zwischen Halswirbelsäule und oberem Teil der Brustwirbelsäule, nämlich der Trapezmuskel und die Schulterheber. Sie bestimmen nicht nur unsere Schultersilhouette, sondern reagieren auch auf seelische Konflikte, weshalb man sie in Fachkreisen als *„psychische Kennmuskel"* bezeichnet. Eine weitere Gruppe von psychischen Kennmuskeln liegt im Lumbalbereich mit der Anspannung des Kreuzes, das bekanntlich nicht nur die Prädilektionsstelle der Bandscheibenschäden ist, sondern auch bei psychischen Belastungen schnell mit Schmerz reagieren kann.

Wichtig ist es auch zu wissen, daß von Wirbel zu Wirbel und von Rippe zu Rippe sogenannte Kleinmuskeln ziehen, die eine besondere Bedeutung bei Seit- und Vorwärtsdrehungen der Wirbelsäule haben. Sie können durch Zivilisationsschäden ihren Tonus verlieren und zu erheblichen Schmerzen führen.

Die Wirbelsäule wird von vorne durch die geraden und schrägen Bauchmuskeln stabilisiert, der Tonus wird vom Rückenmark bestimmt.

Abschließend zu diesem Kapitel ein paar kritische Worte zu der Unvollkommenheit der Betrachtungsweise der Wirbelsäule: Sie führt in der Routinediagnostik oft ein Aschenputteldasein, das mit Tabletten, Injektionen, Einreibungen und Bestrahlungen behandelt wird. Röntgenbilder und deren Diagnosen sind mehr als Schutzmaßnahmen für Arzt und Patient zu sehen und zum Ausschluß entzündlicher und bösartiger Erkrankungen gedacht. Die röntgenologischen Veränderungen zeigen lediglich die Knochenstruktur und haben keinen Bezug zu der Art der Schmerzen, da Sehnen, Bänder, Nerven und Gefäße dabei nicht dargestellt sind.

Akute Schmerzen und ihre Ursachen

Üblicherweise werden Schmerzen in akute und chronische Schmerzzustände aufgeteilt, so auch hier in unserem Aufrichteorgan – der Wirbelsäule.

Gehen wir bei unserer Betrachtung einmal von oben nach unten an der Wirbelsäule entlang, so entstehen akute Schmerzen vorwiegend als rheumatischer Schiefhals, der von psychisch bedingten Schmerzen zu unterscheiden ist. Die Hinterhauptnervensituation kann plötzlich auftreten, und der davon Betroffene wird wegen rasender Kopfschmerzen – ein- oder doppelseitig – den nächsten Arzt aufsuchen.

Die Brustwirbelsäule ist wegen ihrer Abstützung durch die Rippen starr und seltener für akute Störungen anfällig, jedoch kommen hier durch Wirbelschädigung auftretende Schmerzen wie Blockbildung, Abgleiten von Wirbelkörpern oder deren Zusammensinterung auch akute Irritationen vor.

Schließlich seien auch die rheumatischen Zwischenrippenneuralgien und die infektiös bedingte Gürtelrose zu nennen. Lungenembolie und Herzinfarkt sowie Gallenkolik lösen nicht selten einen akuten Schmerz zwischen den Schulterblättern aus und bedürfen schneller diagnostischer Klärung.

Am häufigsten ist der Bereich der Lendenwirbelsäule Auslöser für erhebliche Schmerzen – im Volksmund werden diese Schmerzen oft als „Hexenschuß" bezeichnet.

Auch hier liegen vielfältige Ursachen zugrunde: die Abkühlung nach stärkerem Schwitzen, ein Bandscheibenvorfall und vor allem der Tonus- oder Spannungsverlust der Kleinmuskulatur zwischen den Wirbeln. Diese relativ kurzen Muskeln, die wie oben erwähnt beim Drehen und Beugen eine wichtige Funktion haben, sorgen auch für den festen Zusammenhalt der einzelnen Wirbelkörper untereinander. Diese Kleinmuskulatur kann durch gleichmäßige und langdauernde Erschütterung (Vibrationen), wie längere Auto- und Motorradfahrten oder unbequemes Sitzen im Eisenbahnzug, ihren Normaltonus so weit verlieren, daß der Betroffene beim Aufstehen oder Aussteigen das Gefühl hat, gelähmt zu sein, da er sich nicht mehr ohne erhebliche Beschwerden bewegen kann.

Chronische Schmerzen und ihre Ursachen

Diese haben meist eine organische Ursache wie Osteoporose, Spondylose, Bandscheibenstörungen, neurologische oder muskuläre Erkrankungen. Auch Fehlhaltungen wie Rückgratverkrümmungen und Überlastungsschäden sind zu nennen. Nicht zu vergessen sind die dem Weichteilrheuma zugeordneten Muskeln-, Sehnen- und Schleimbeutelirritationen, die an typischen Schmerzpunkten des Rückens liegen und jedem erfahrenen Arzt bekannt sind. Sie sind nur mit der Hand zu erfassen und nicht mit dem Röntgenbild.

Gerade beim Weichteilrheuma, aber auch bei anderen Wirbelsäulenstörungen, spielt die seelische Konstitution eine große Rolle.

Der Volksmund kennt Ausdrücke wie „Der Mensch ist in seinem Mark (Rückenmark) getroffen“, hat das Gefühl der „Faust im Nacken“, man hat einen „breiten Buckel“ oder ein „lahmes“ oder „starkes Kreuz“.

In der modernen Rheumatologie und Orthopädie gewinnt die psychische Konstellation eine zunehmende Bedeutung, und es gibt bereits zahlreiche Abhandlungen, die sich mit den psychischen Ursachen von Rückenbeschwerden auseinandersetzen. Oft sind es sehr pflichtbewußte und in ihrem Leben oder Beruf nicht anerkannte Menschen, die die seelischen Konflikte und Aggressionen in körperliche Beschwerden umwandeln. Dies gilt nicht nur am Herzen und im Magen-Darm-Bereich, sondern ganz besonders entlang der Wirbelsäule! Hier kann nur die Kombination von örtlicher Therapie und seelischer Behandlung eine entscheidende Besserung bringen.

Ein paar Ratschläge zur Therapie von Rückenschmerzen

Im akuten Stadium ist meist Bettruhe nötig. Eine gezielte Heilanästhesie in der Hand erfahrener Therapeuten kann schnell Erleichterung bringen. Die Anwendung von Schmerz- und Rheumamitteln ist vorübergehend unumgänglich. Die Entscheidung, ob heiße Packungen oder Kältebeutel richtig sind, hängt davon ab, ob man ein Kälte- oder Wärmetyp ist. Schnell merkt man nach einer Einreibung mit einer Wärmesalbe, daß diese die Schmerzen vermehrt, dann sollte auf Kältesalben übergegangen werden. Nach Abklingen des Akutzustandes kann mit einer vorsichtigen Krankengymnastik begonnen werden. Im chronischen Stadium ist eine krankengymnastische Therapie zur Einleitung günstig, um dann auf eine langzeitige Rückenschule überzugehen. – Die Behandlung der oben geschilderten seelischen Konstitutionskomponente kann mit antidepressiven Pflanzenmitteln oder leichten Psychopharmaka deutlich gebessert werden. Bei schwierigen Zuständen ist eine Psychotherapie sehr hilfreich.

2. Das kleine Beschwerdelexikon

Rückenschmerzen sind äußerst vielseitig und haben die unterschiedlichsten Ursachen. Eines ist ihnen aber gemeinsam. Sie entstehen durch eine unphysiologische Belastung der Wirbelsäule oder eines Gelenkes, wobei eine Überbelastung oder Überbeanspruchung der betreffenden Region vorliegt. Das kann sowohl durch angeborene Fehlstellungen in den Gelenken wie durch Fehlhaltungen im Alltag oder einseitige Belastungen bei Arbeit, Sport und Spiel verursacht sein. Aber auch Unfälle oder Verletzungen können als Folge degenerative Veränderungen hervorrufen ebenso wie die im Alter auftretenden natürlichen Verschleißerscheinungen. Selbstverständlich können Sie nicht alle Beschwerden selbst ausheilen oder aus der Welt schaffen. Doch kann aber einiges vorbeugend oder auch lindernd getan werden.

Bei Abweichungen von der Normalstellung, also ihrer Doppel-S-Schwingung, werden die Dämpfungseigenschaften der Wirbelsäule schlechter, und es treten Fehlbelastungen auf. Das kann durch das ständige Arbeiten über Kopf, das einseitige Tragen schwerer Lasten, das sogenannte Hohlkreuz, aber auch durch hohe Absätze oder Übergewicht und ähnliches verursacht sein. Solche Abweichungen verändern die Druckverteilung auf die Bandscheiben. Der Druck wird nicht mehr gleichmäßig auf die ganze Fläche verteilt, sondern konzentriert auf kleinere Flächen. Er ist somit punktuell wesentlich höher. Dabei werden kurzfristig auftretende Belastungen relativ leicht toleriert. Längerfristig auftretende Beanspruchungen, wie etwa die einseitige Belastung am Arbeitsplatz, können leicht zu den degenerativen Veränderungen führen, die letztlich unsere Rückenschmerzen verursachen. Im folgenden sind einige Beschwerdebilder aufgelistet.

Wichtig: Bevor Sie sich mit den einzelnen schmerzverursachenden Wirbelsäulenveränderungen auseinandersetzen, halten Sie sich zwei Dinge vor Augen:

1. Um die Belastung auf ein geschädigtes Gelenk zu reduzieren, müssen die entsprechenden Muskeln gekräftigt werden.
2. So wie bei den Bandscheiben erfolgt die Ernährung des Gelenkknorpels ebenfalls durch Diffusion, was Druckveränderungen und somit Bewegung unbedingt voraussetzt. Absolute Ruhe ist folglich eher schädlich als nützlich, es sei denn, es handelt sich um eine Reizung oder Entzündung durch Überbeanspruchung. In diesem Fall sollte die Entzündung erst ausgeheilt werden.

Bei dem nun folgenden Beschwerdelexikon handelt es sich nur um eine Auswahl, die im Zusammenhang mit der Wirbelsäulengymnastik und der Rückenschule interessant ist. Die Krankheitsbilder sind allgemein und vereinfacht dargestellt. Da „Wirbelsäulengymnastik" für den medizinischen Laien gedacht ist, wurde diese kurze Beschreibung der eigentlich wesentlich komplizierteren Krankheitsbilder mitaufgenommen, um einen ärztlichen Befund besser zu verstehen. Wir sind der Überzeugung, daß man, wenn man die Zusammenhänge zwischen Krankheitsbildern und Rückenproblemen kennt, wesentlich leichter bereit ist, an der Ursache der Erkrankung zu arbeiten und etwas für seine Gesundheit zu tun.

Fazit: Gehen Sie in jedem Fall zum Arzt, wenn Sie Rückenbeschwerden haben. Er allein kann eine exakte Diagnose stellen!

Beschwerden durch Haltungsschäden und Haltungsfehler

Die Skoliose

Unter Skoliose versteht man den Schiefstand oder die Seitwärtsverkrümmung der Wirbelsäule, wobei die verschiedenen Ursachen nicht in der Wirbelsäule selbst zu suchen sind. Die sogenannte statische Skoliose wird durch ein verkürztes Bein verursacht. Dabei verschiebt sich das Becken, und die Wirbelsäule folgt ihm nach. Sie kann leicht durch einen Längenausgleich behoben werden. Eine weitere Form der Skoliose ist eine Haltungsschwäche, die durch eine falsche Haltung oder eine einseitige Belastung entstehen kann. Als Beispiel wären hier das ständige Tragen der Schultasche auf der linken Schulter oder asymmetrische Sportarten wie das Tennisspielen zu nennen, wobei die Muskulatur nur auf einer Körperseite ausgebildet wird (Dysbalance). Dies führt zur Verkürzung der Rumpf- und Beinmuskulatur auf einer Seite, das Becken stellt sich schief, und die Wirbelsäule folgt ihm nach. Desweiteren kann die Skoliose als eine Begleiterscheinung des Rundrückens und des Hohlkreuzes oder einer bereits bestehenden Skoliose auftreten, da die Wirbelsäule die Angewohnheit hat, solche Fehlstellungen auszugleichen. Die meisten dieser Skoliosen sind beschwerdefrei und können jederzeit durch das aktive Aufrichten und ein unterstützendes Muskelkräftigungsprogramm korrigiert werden. Sie müssen nur bewußtgemacht werden, um spätere Schäden zu vermeiden.

Der Rundrücken

Als Rundrücken oder Brustkyphose bezeichnet man die runde, nach vorn gebeugte Haltung des Oberkörpers, wobei sich die Wirbelsäule stark nach hinten biegt. Besonders häufig ist der Rundrücken bei Personen mit sitzender Tätigkeit (z. B. Sekretärinnen oder Zahnärzten) zu finden, die berufsbedingt den Oberkörper ständig nach vorne beugen, gleichzeitig aber mit dem Becken nach hinten ausweichen, um die Körpergröße der Situation anzupassen. Desweiteren tritt der Rundrücken sehr oft bei Jugendlichen auf, die zu schnell wachsen. Zum einen verkleinern sie sich unbewußt, zum anderen konnte sich die stützende Muskulatur nicht so schnell mitentwickeln (Dysbalance) und muß gekräftigt werden. Personen mit Sitzberufen klagen meist über unerträgliche Verspannungen in der Schulter- und Nackenmuskulatur, da diese Muskelpartien „krampfhaft" versuchen, die Fehlhaltung auszugleichen.

Eine besondere Form des Rundrückens stellt der sogenannte *Morbus Scheuermann* dar, eine Krankheit, die nur in der Wachstumsphase (betroffen sind etwa 25 Prozent der Jugendlichen) und vermehrt bei männlichen Jugendlichen auftritt. Aus bisher ungeklärten Gründen wachsen die Wirbelkörper unterschiedlich, was zur Bildung von Keilwirbeln führt, die letztlich die Verkrümmung bedingen. Wird die Krankheit frühzeitig erkannt, so kann ihr entgegengewirkt werden. Begleitet wird der Rundrücken meist von Verspannungen in der Rückenmuskulatur, die aber nicht unbedingt deutliche Beschwerden auslösen.

Das Hohlkreuz

Die Lendenlordose oder das Hohlkreuz ist nicht angeboren. Sie ist eine sogenannte Fehlhaltung, die schon in Kindertagen korrigiert werden kann. Erkennbar ist das Hohlkreuz durch den deutlich nach vorn gewölbten Leib. Die Wirbelsäule wird ebenfalls zu weit nach vorne gebeugt, weicht also von ihrer Normalstellung ab, wobei eine unphysiologische Belastung auf die Bandscheiben entsteht. Beschwerden treten meist erst Jahre später auf. Ursache des Hohlkreuzes ist gleich eine ganze Reihe von Faktoren, was auch deutlich macht, daß ein korrigierter Faktor allein noch keine Abhilfe schafft. Hauptverursacher sind zu schwache Bauchmuskeln. Die Bauchwand wolbt sich im schwachen Zustand nach vorne, und die Wirbelsäule folgt ihr. Gleichzeitig sind in der Regel die Hüftbeugemuskeln verkürzt, wobei das Becken nach vorne gezogen wird. Zudem sind die unteren Rückenstrecker verkürzt, was wiederum das Becken nach vorne ausweichen läßt. Werden nun auch noch hohe Schuhe getragen, wird das Becken durch die veränderte Statik nach vorne gekippt. Um also sinnvoll gegen das Hohlkreuz anzugehen, müssen die unteren Rückenstrecker und die Hüftbeugemuskeln gedehnt werden, und gleichzeitig müssen die Bauchmuskeln und die Gesäßmuskeln gekräftigt werden. Korrigieren Sie nur einen der aufgezählten Faktoren, wird sich nichts verändern.

Weitere Faktoren, die ein Hohlkreuz begünstigen, sind Übergewicht und Schwangerschaft. Durch das erhöhte Gewicht im Bauchbereich wird das Becken nach vorne gezogen. Bis jetzt hört sich das alles noch gar nicht schlimm an. Aber die ständige Hohlkreuzhaltung und damit die ständige unphysiologische Belastung der Bandscheiben ist eine ständige Überlastung, die die Bandscheiben auf Dauer nicht verkraften können. *Das Hohlkreuz ist die Vorstufe des Bandscheibenvorfalls.*

Der Flachrücken

Vom sogenannten Flachrücken spricht man dann, wenn die normale Brustkyphose beispielsweise nicht genügend ausgeprägt ist. In diesem Fall sind die Dämpfungseigenschaften der Wirbelsäule ebenfalls verschlechtert, so daß alle vertikal auftretenden Belastungen, wie beim Springen und Laufen oder Gehen allein von den Bandscheiben abgefedert werden. Dauerhaft führt das zu vorzeitigen Verschleißerscheinungen der Bandscheiben und arthrotischen Veränderungen in den Wirbelgelenken, häufig mit Ausstrahlung in die Arme.

Chronische Verspannungen

Chronische Muskelverspannungen werden in der Literatur auch oft als Weichteilrheuma bezeichnet, was ausdrückt, daß die Gelenke (noch) gesund sind, während die weichen Teile betroffen sind. Sie sind die häufigste Ursache für Rückenschmerzen. Sie entstehen meistens durch Überbelastung oder Überanstrengung, etwa durch das Heben und Tragen schwerer Lasten, das stundenlange Sitzen im Büro, die einseitige Haltung am Arbeitsplatz. Die betreffenden Muskeln sind ständig angespannt, und zwar über den normalen Muskeltonus hinaus. Sie haben keine Erholungsphase, der erhöhte Tonus bleibt ständig erhalten, denn sie versuchen stetig, die einseitige Haltung auszugleichen. Die Folge ist, daß die Muskulatur die Fähigkeit zur Entspannung nach und nach verliert und auch nach der Arbeit angespannt bleibt. Sie verkürzt und verhärtet sich. Chronische Muskelverspannungen sind äußerst schmerzhaft und können in der gesamten Rückenmuskulatur auftreten. Am häufigsten sind sie jedoch im Schulter-Nacken-Bereich mit begleitenden Kopfschmerzen und Ausstrahlung der Schmerzen in die Arme oder im Lendenwirbelsäulenbereich mit Ausstrahlung der Schmerzen in die Beine zu finden.

Manche Frauen leiden im Brustwirbelsäulenbereich unter diesen chronischen Muskelverspannungen, was sehr häufig auf eine zu große oder zu schwere Brust zurückzuführen ist. Oft hilft ein muskelkräftigendes Training in Verbindung mit einem gut haltenden Büstenhalter bereits über die Beschwerden hinweg.

Chronische Muskelverspannungen können als ein erstes Warnzeichen wahrgenommen werden. Sie sind auch häufig die Folge einer Schonhaltung, die zur Schonung oder Entlastung der bereits schmerzenden Zonen eingenommen wird. Wenn bereits in diesem Stadium mit der Rückenschule angesetzt wird, kann ein schlimmerer späterer Schaden vermieden werden.

Beschwerden durch Verschleiß

Die Arthrose

Im klinischen Wörterbuch ist die Arthrose als degenerative Gelenkerkrankung definiert, die entsteht, wenn ein Mißverhältnis zwischen einer Beanspruchung und der Leistungsfähigkeit der einzelnen Gelenkanteile besteht. Dabei wird die Funktionstüchtigkeit der Gelenkkapsel beeinträchtigt, die die Gelenkflüssigkeit produziert. Die Gelenkflüssigkeit wiederum ernährt die oberflächlichen Knorpelschichten des Gelenks. Gemeint sind Abnutzungsschäden durch direkte oder indirekte Überbeanspruchung. Eine direkte Überbeanspruchung ist zum Beispiel Übergewicht, Schwerarbeit oder Leistungssport. Eine indirekte Überbeanspruchung liegt vor, wenn die Leistungsfähigkeit des Gelenkes durch Stoffwechselveränderungen oder durch das Alter vermindert ist. Abnutzungsschäden können ebenfalls auftreten als Folge von Fehlstellungen, Verrenkungen, Wachstumsstörungen, nach entzündlichen Gelenkerkrankungen, nach Rheuma, nach Verletzungen oder als Folge aus Verschiebungen der Gelenkachsen.

Die typische Schmerzentwicklung einer Arthrose läßt sich folgendermaßen beschreiben. Zunächst tritt ein Spannungsgefühl und eine gewisse Steifigkeit in dem entsprechenden Gelenk ein. Dann entwickelt sich ein Anfangsschmerz, der zum Belastungsschmerz und später zum Dauerschmerz fortschreitet. Das Gelenk macht Geräusche, die umgebende Muskulatur nimmt ab (atrophiert), das Gelenk wird instabil, und es kommt zu Fehlstellungen. Arthrosen können in allen Gelenken auftreten. Sehr häufig sind sie in den Hüftgelenken, den Schultergelenken oder den Wirbelgelenken zu finden. Dabei verteilt der Körper automatisch einen Teil der Belastung auf die Rückenmuskulatur, um die schmerzenden Gelenke zu entlasten. Die entsprechende Muskelregion verspannt sich infolge der Überbelastung, und es kommt zu Rückenschmerzen.

Eine Arthrose entwickelt sich über Jahre hinweg. Die ständige Fehlbelastung des Gelenkes führt zu dem Abrieb der Gelenkstrukturen, die allgemein als Verschleiß bekannt sind. Ist der Prozeß fortgeschritten, so läßt er sich nicht mehr rückgängig machen. Ein gezieltes Kräftigungstraining der Muskulatur und eine gezielte Haltungsschulung kann auch im fortgeschrittenen Stadium Linderung bringen. So wird das geschädigte Gelenk entlastet, und die Schmerzen lassen nach.

Der Bandscheibenvorfall

Der Bandscheibenvorfall wird verursacht durch eine dauerhafte Überlastung der Bandscheiben, etwa bei Übergewicht, hohen Schuhen, Hohlkreuz oder falschem Heben und Tragen. Wie bereits vorher erwähnt, haben die Bandscheiben die Aufgabe, alle Stöße und Belastungen auf die Wirbelsäule abzupuffern, wobei sie in einwandfreiem Zustand den Belastungsdruck immer auf die gesamte Oberfläche verteilen. Durch das Hohlkreuz beispielsweise verteilt sich dieser Druck auf die Bandscheibe nicht mehr gleichmäßig, sondern nur auf ihren hinteren Rand. Dabei hat der eingelagerte Gallertkern die Tendenz, von der Mitte auszuweichen. Solange das Bandscheibengewebe, nämlich der Faserring, der den Gallertkern umgibt, intakt ist, wird ihm das nicht gelingen. Er kann seine Position nicht verändern. Durch die Dauerbelastung beginnt der Faserring jedoch einzureißen. Dabei entweicht Flüssigkeit, was die Puffereigenschaften der Bandscheibe vermindert. Gleichzeitig kann der Gallertkern seine Position verändern. Er übt Druck gegen den bereits geschädigten Faserring aus, bis er irgendwo entweichen kann (vorfällt). Sobald das geschieht, drückt der Gallertkern gegen das hintere Längsband und die Nervenwurzel, was mit starken Schmerzen und bei längerer Dauer mit einer Nervenwurzelschädigung verbunden ist, wobei es (im Lendenbereich) zu Ausfallerscheinungen der Beine kommen kann. In einigen Fällen hilft nur noch eine Operation.

Theoretisch kann der zerstörte Faserring so wie alle Gewebe unseres Körpers ausgeheilt werden. Dies setzt jedoch ein hundertprozentig richtiges bandscheibengerechtes Verhalten voraus, was bei kaum einer Person vorhanden ist. Außerdem ist die Ausheilung eine sehr langwierige Sache. Mit der Rückenschule kann man aber bereits vorher dem akuten Stadium vorbeugen, indem man die richtige Haltung erlernt. Erste Anzeichen für den Bandscheibenvorfall sind fast immer zunächst schmerzhafte Verspannungen in den unteren Rückenstreckern und später Ischiasbeschwerden. Am häufigsten tritt der Bandscheibenvorfall zwischen dem 4. und 5. Lendenwirbel auf, da diese Bandscheibe durch das Hohlkreuz am meisten belastet wird. Bei Zahnärzten tritt er sehr häufig in der Brustwirbelsäule auf, da sie die Wirbelsäule durch die Haltung vor dem Behandlungsstuhl nach hinten krümmen.

Der Hexenschuß

Charakteristisch für den Hexenschuß oder Lumbago ist, daß er meist sehr plötzlich auftritt, bei einer eher belanglosen Alltagsbewegung. Schaut man sich diese Bewegung genauer an, stellt man fest, daß es sich meist um eine Oberkörpervorneigung mit rundem Rücken (also ohne Spannung auf der Rückenmuskulatur) in Verbindung mit einer Rotationsbewegung handelt. Die typische Hexenschußbewegung ist das Heben eines Wasserkastens aus dem Kofferraum eines Autos. Ohne die Füße von der Stelle zu bewegen, wird der Wasserkasten angehoben, der Oberkörper wird gedreht, um den Wasserkasten neben dem Fahrzeug abzustellen. Dann passiert auf halbem Weg ein heftiger Rückenschmerz, der einen bewegungsunfähig macht. Was ist passiert?

Der Hexenschuß kann verschiedene Ursachen haben. Eine der häufigsten ist der Bandscheibenvorfall im Bereich der Lendenwirbelsäule, so wie in dem Beispiel. Der Gallertkern oder Teile davon haben sich aus dem Faserring gelöst und sind in den Nervenkanal vorgedrungen. Der Druck auf das hintere Längsband und auf den Ischiasnerv löst die heftigen Rückenschmerzen aus, die bis ins Gesäß und in die Beine ausstrahlen. Beim Niesen oder Husten werden die Schmerzen noch verstärkt. Die Rückenmuskulatur verspannt sich vollständig, eigentlich zur Kompensation, aber das Gegenteil wird erreicht. Die Schmerzen verstärken sich. Man ist nicht in der Lage zu liegen, zu sitzen oder zu gehen. Leichte Ischiasbeschwerden, die scheinbar nur von Zeit zu Zeit auftreten, gehen dem akuten Hexenschß oft jahrelang voraus und sind ein deutliches Warnzeichen für den später folgenden Bandscheibenvorfall. Durch Kälte oder schlechtes Wetter werden die Beschwerden meist verstärkt.

Setzen Sie spätestens hier mit der Rückenschule ein, um Schlimmeres zu vermeiden. Im Akutfall helfen am besten Ruhe und Wärme, bis die Schmerzen abgeklungen sind. Der akute Hexenschuß tritt übrigens am häufigsten zu den Jahreszeitenwechseln ein, zum Beispiel vom Winter zum Frühling oder vom Sommer zum Herbst. Oftmals ist man beispielsweise bei der Gartenarbeit zu leicht angezogen. Der Körper schwitzt, kühlt aber gleichzeitig zu schnell ab, weil vielleicht ein frischer Wind weht – und schon ist es passiert.

Die Osteoporose

Die Definition der Osteoporose, ihre Ursachen und Entstehungsprozesse sind so vielschichtig, daß man diesem Thema allein ein ganzes Buch widmen könnte. Aufgeführt wird sie hier, weil sie einer der Verursacher von Rückenschmerzen ist. Der Begriff Osteoporose setzt sich aus den Teilen „os, osteo" für Knochen und „poros" oder porös zusammen. Unsere Knochen werden porös, die Knochensubstanz nimmt ab, was zu dem Begriff Knochenschwund geführt hat. Vielschichtige Ursachen, unter anderem Bewegungsmangel, schlechte Ernährungsgewohnheiten, Gewaltdiäten, der Mißbrauch von Abführmitteln, die Antibabypille, Östrogenmangel und die Unterversorgung mit Calcium und Vitamin D führen zu Störungen des Knochenstoffwechsels.

Die Knochen sind der größte Calciumspeicher des menschlichen Körpers. Calcium wird für alle Zellstoffwechselvorgänge benötigt. Reichen die Calciumreserven im Blut nicht aus, wird das nötige Calcium aus den Knochen abgebaut. Dabei kommt es zu einer Reduktion der Mineralreserven im Knochen, wobei die Eiweißstrukturen erhalten bleiben. Die Mineralstoffe (ganz besonders das Calcium) verantworten aber die Festigkeit des Knochens, während die Eiweißstrukturen das eher weiche Grundgerüst darstellen. Die Folge ist, daß die Knochen an Festigkeit, Belastungsfähigkeit und Stabilität verlieren. Sie verlieren an Knochenmasse, da die Abbauvorgänge gegenüber den Aufbauprozessen überwiegen.

Teilweise ist dieser Vorgang ein normaler Alterungsprozeß, was die Definition als Krankheit erschwert. Tatsache ist, daß die so geschwächten Knochen den Alltagsbelastungen nicht mehr Stand halten können. Sie verformen sich, dellen sich ein oder brechen ein. Interessant in diesem Zusammenhang sind dabei die Veränderungen an der Wirbelsäule. Da die Wirbelkörper sehr gut durchblutet werden, reagieren sie relativ schnell auf Stoffwechselveränderungen. Daher tritt die Osteoporose sehr häufig zuerst an der Wirbelsäule auf.

3. Die Bedeutung der Ernährung für einen gesunden Rücken

Nicht zuletzt beruht unsere innere und äußere Haltung auf dem gesunden biochemischen Funktionieren unseres Körpers. Dies setzt voraus, daß wir unseren Körper in guter Verfassung erhalten.

Die Wirbelsäule leidet besonders unter einer mit Bewegungsarmut verbundenen Fehlernährung. Da sie innerhalb unseres Knochensystems die wichtigste Stützfunktion ausübt, ist es nicht unwichtig, wieviel wir wiegen und wie gesund unsere Knochen sind. Gegen den altersbedingten Verschleiß und Abbau der Knochen, der bereits zwischen 35 und 45 Jahren beginnt, läßt sich nicht viel unternehmen. Zum Leiden werden muß dies aber nicht. Dieser Gefahr kann man vorbeugen, und zwar mit Bewegung und einer ausgewogenen Ernährung.

Die Deutsche Gesellschaft für Ernährung empfiehlt für den gesunden Erwachsenen täglich eine Calcium- und Vitamin-D-reiche Kost. Das Vitamin D (in Milch, Milchprodukten, Eigelb, Fisch) fördert die Aufnahme von Calcium in den Knochen. Ein Mangel an Vitamin D kann die Entwicklung einer Osteoporose (die Knochen werden vorzeitig brüchig) begünstigen. Bei Frauen in höherem Lebensalter ist diese Erkrankung die häufigste Störung im Knochensystem.

In welcher Form sollte man sich nun ernähren, um sich gesund zu erhalten? Vor allem bewußt, denn nicht nur Milch macht die Knochen stark.

Bei der Nahrung unterscheidet man zwischen Wirkstoffen und Energieträgern. Zu den Energieträgern gehören Fette, Proteine und Kohlehydrate. Zu den Wirkstoffen gehören Vitamine und Mineralstoffe, Spurenelemente und Aminosäuren – wobei letztere eine Art Zwischenstellung einnehmen. Sie können in den Energie- und Strukturstoffwechsel eingeschleust werden, sie zählen aber auch zu den Wirkstoffen, die Regulationsaufgaben im Körper zu erfüllen haben.

Bewußte Ernährung im Hinblick auf die Gesunderhaltung der Wirbelsäule bedeutet auch, Nahrungsmittel einzuschränken, die die Aufnahme von Calcium behindern oder dessen Ausscheidung vermehren.

Die Aufnahme von Calcium behindern zum Beispiel: Spinat, Rhabarber, Tomaten, Paprika, Sojabohnen oder Weizenkleie. Die Ausscheidung von Calcium wird begünstigt durch eine übermäßige Eiweißzufuhr, etwa durch üppige Fleischportionen. Eiweiß ist aber auch notwendig, um Calcium in die Knochen einzubauen. Wie immer ist das richtige Maß entscheidend. Zwei- oder dreimal pro Woche Fleisch oder Fisch dürfte ein guter Kompromiß sein.

Calcium-Killer sind Nahrungsmittel, die reichlich Phosphor enthalten wie: Süßigkeiten, Fast-Food-Gerichte, Cola-Getränke. Fleisch- und Wurstwaren gehören dazu, und auch Fische enthalten Phosphor. Ein Zuviel davon verhindert die Aufnahme und fördert gleichzeitig den Abbau von Calcium aus den Knochen. Am besten ist es, wenn ebensoviel Phosphor wie Calcium aufgenommen wird. Die beste Quelle ist immer noch die Milch, die beide Mineralstoffe im Verhältnis 1 : 1,2 enthält.

Vitamin D reguliert den Gehalt von Calcium und Phosphor im Blut und sorgt dafür, daß unseren Knochen stets genügend Baustoffe zur Verfügung stehen. Vitamin D wird in der Niere gebildet, und zwar dann, wenn unsere Haut von der Sonne bestrahlt wird – im richtigen Maß natürlich, zwei- bis dreimal wöchentlich zehn bis 15 Minuten genügen schon.

Das richtige Maß gilt auch für alle Genußgifte wie Nikotin, das die Durchblutung des Knochengewebes stört und die Zufuhr von Nährstoffen behindert. Übermäßiger Kaffee- oder Teegenuß vermehrt ebenfalls die Ausscheidung von Calcium. Auch Alkohol wirkt schädigend auf die knochenaufbauenden Osteoblasten.

Im übrigen gilt eine vollwertige Ernährung als die beste Form, um den Organismus mit allen wichtigen Vitalstoffen zu versorgen. (Bücher zu diesem Thema finden Sie im Buchhandel.)

4. Nur eine gesunde Haltung erhält vital und fit

Bei allem Üben dürfen wir einen ganz wesentlichen Aspekt nicht übersehen. Die Wirbelsäule hat auch eine nicht-mechanische, seelische, charakterliche Funktion. Der ganze Mensch fühlt sich im Grunde so, wie sich seine Wirbelsäule fühlt. Leidet er an seiner Wirbelsäule, leidet er gewissermaßen an seiner inneren Haltung, und er muß enorme Energien aufwenden, um das auszugleichen.

Jeder von uns weiß, wie es ist, wenn man sich völlig erschöpft und kraftlos fühlt oder wenn man sich ausgeruht und vital fühlt. Wenn also Ihr physiologischer Zustand zu wünschen übrigläßt, verlieren Sie nicht nur eine Menge positiver Energien für Ihren Körper, sondern auch für Ihren geistigen Zustand.

Verbessert sich Ihr physiologischer Zustand durch körperliche Aktivität und Haltungsveränderung, geschieht das gleiche mit Ihrem geistigen, emotionalen Zustand. Unsere äußere Haltung beeinflußt die innere und umgekehrt.

Es gibt zwei Möglichkeiten, den eigenen Zustand zu verändern: durch Veränderung der inneren Gewohnheiten oder durch Veränderung der Physiologie. Und diesen Weg haben Sie bereits beschritten durch den Erwerb dieses Buches und Ihren Willen zur Aktivität. Aber wie sieht Ihre Körperhaltung aus, wenn Sie nicht gerade trainieren? Um das zu überprüfen, werfen Sie doch ab und zu mal einen Blick in den Spiegel. Fällt Ihnen dann auf, daß Ihre Haltung nicht gerade aufgerichtet ist, fragen Sie doch einmal nach, was Sie gerade so niederdrückt. Und dann probieren Sie einmal folgendes: Bringen Sie Ihren Körper in die Haltung, in der er sich befindet, wenn Sie sich kraftvoll fühlen. Im gleichen Moment wird sich auch Ihr innerer Zustand verändern. Das heißt, wenn Sie sich immer wieder sagen, daß Sie sich müde und abgeschlafft fühlen, erzeugen Sie immer weiter eine kraftlose Haltung. Wenn Sie sich immer wieder sagen, daß Sie Kraft haben, um wach und fit zu bleiben, und wenn Sie dann ganz bewußt dazu Ihre äußere Haltung verändern, wird Ihr Körper dem inneren Auftrag folgen.

Verändern Sie Ihre Physiologie, indem Sie Ihre Haltung verändern, und Sie verändern Ihren Zustand.

Das wiederum wird Ihre Motivation fördern, Ihren Körper gerne zu trainieren, bewußter zu essen, Entspannungszeiten zu pflegen, einfach gesünder, besser mit sich umzugehen.

Und noch etwas: In den Entspannungsübungen ist die Gesichtsentspannung von großer Bedeutung, denn unser Gesichtsausdruck beeinflußt unser Gesamtbefinden.

Wir lächeln nicht nur, wenn wir uns wohl fühlen, oder lachen, wenn wir bei guter Laune sind. Lächeln und Lachen setzen biologische Prozesse in Gang, die uns veranlassen, uns tatsächlich besser zu fühlen. Sie erhöhen den Sauerstoffgehalt des Blutes und die Blutzufuhr zum Gehirn.

Jedes Gefühl spiegelt sich in unserem Gesicht wider. Erleben Sie, daß es auch andersrum geht. Drücken Sie mit Ihrem Gesicht aus, wie Sie sich fühlen wollen.

Ein Tip: Probieren Sie das einmal, während Sie telefonieren. Beobachten Sie sich, und Sie werden zu ganz erstaunlichen Erkenntnissen kommen.

Führen Sie ein Trainingstagebuch

Ein ausgewogenes Übungsprogramm zusammenzustellen, speziell auf Ihre Bedürfnisse ausgerichtet, geht meistens nicht von heute auf morgen. Wir haben uns um Übungen bemüht, die sich möglichst nahtlos in Ihre Alltagsroutine einfügen lassen. Sie sind sich inzwischen darüber klar, daß körperliche Bewegung ganz erheblich zur Steigerung und Erhaltung Ihrer Lebensqualität beiträgt, vor allem, wenn sie konsequent und regelmäßig durchgeführt wird. Hilfreich ist da ein Trainingstagebuch.

Gehen Sie doch erst einmal in Gedanken die Woche durch. Wann und wo läßt sich eine Trainingseinheit einbauen? Seien Sie dabei realistisch, und legen Sie sich nicht auf ein tägliches Training fest, drei- bis viermal pro Woche wäre bereits erstrebenswert.

Legen Sie das Trainingstagebuch an einen Platz, an dem es nicht übersehen werden kann, und notieren Sie darin: das Übungsprogramm, wie Sie sich dabei fühlten sowie Probleme, die Sie hatten.

Eine solche Buchführung erweist sich als äußerst hilfreich, wenn es darum geht, körperliche Aktivität zur Lebensgewohnheit zu machen. Auf der nächsten Seite finden Sie ein Beispiel für ein Trainingstagebuch. Natürlich kann Ihr persönliches Trainingstagebuch auch ganz anders aussehen. Denkbar wäre zum Beispiel eine entsprechende Rubrik in Ihrem Terminkalender. Wichtig ist in jedem Fall, daß Sie über Ihre Fortschritte Buch führen. Das motiviert zusätzlich.

Muster: Trainingstagebuch

Tag	Übungsprogramm	Entspannung	Beobachtungen
Montag	Morgenprogramm Kräftigungsübungen Lendenwirbelsäule	15 Minuten Tiefenmuskelentspannung	Bin noch sehr steif. Bei der Entspannung laufen die Gedanken noch davon.
Dienstag	Programm Krafttanken	5 Minuten Tiefatemübungen	Fühle mich gut nach den Übungen, einige machen noch Mühe.
Mittwoch	Stärkungsübungen aus der Rückenschule	10 Minuten mentale Entspannungsmassage	Ich muß mir den Text auf Band sprechen.

Stellen Sie nun ein eigenes Trainingstagebuch nach diesem Muster zusammen – und dann kann es losgehen!

5. Schicken Sie Ihren Rücken in die Schule!

Der richtige Stand

Die richtige Haltung fängt bei den Füßen an. Um rückengerecht oder wirbelsäulenschonend zu arbeiten, muß man sich zunächst einen Stand angewöhnen, der eine aufrechte Körperhaltung ohne Schwierigkeiten ermöglicht, die sogenannte *Bärenstellung* oder *Revolverhaltung*.

Ziel dieser Haltung ist es, die Lendenwirbelsäule zu entlasten und die Belastung auf die Bein- und Gesäßmuskulatur zu verteilen.

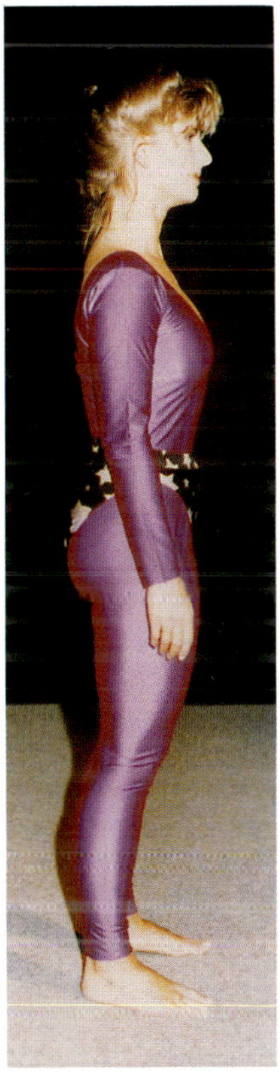

2

Die Füße stehen ungefähr schulterbreit auseinander, die Fußspitzen zeigen ein wenig (ca. 15 Grad) nach außen. Die Knie sind leicht gebeugt und zeigen in Richtung Fußspitzen. Drücken Sie beide Füße mit der gesamten Fußsohle zum Boden, dabei wird der Streckreflex aktiviert und der Aufrichtemechanismus in

Gang gesetzt. Richten Sie nun das Becken auf, und spannen Sie die Gesäßmuskeln an. Richten Sie den Brustkorb auf, der Rücken ist gerade, entspannen Sie Arme und Schultern. Diese Stellung gilt es zunächst zu üben. Nun strecken Sie einmal die Knie durch, und beobachten Sie, was mit Ihrem Körper passiert. Das Becken neigt sich nach vorne, viele stehen jetzt im Hohlkreuz, die Beine und das Gesäß sind völlig entspannt, die Bauchdecke ist kraftlos. Wenn die Knie durchgestreckt werden, arretieren sie und benötigen keine Muskelspannung, um in dieser Stellung zu bleiben. Man nennt das auch eine amuskuläre Position, wobei die Belastung auf Gelenken und Bändern größer wird. Da die Muskeln keine Aufgabe haben, werden sie schwächer. Solche amuskulären Positionen gilt es nach Möglichkeit zu vermeiden.

Beugen Sie nun wieder die Knie, und bauen Sie die Bärenstellung wieder auf. Das Becken fällt nach hinten, Bein- und Gesäßmuskulatur sind angespannt. Ziehen Sie den Bauchnabel ein wenig nach hinten, die Bauchdecke bekommt dabei eine Spannung. Heben Sie den Brustkorb an, der Rücken ist gerade, und Schultern und Arme sind entspannt wie in Abbildung 2. Atmen Sie gleichmäßig. Sie können direkt die Entlastung in der Lendenwirbelsäule wahrnehmen.

Üben Sie den Aufbau der Bärenstellung täglich in allen Situationen, die Ihnen der Alltag bietet, an der Bushaltestelle, beim Kochen, Bügeln oder Spülen, im Supermarkt an der Kasse usw. Übertreiben Sie ruhig am Anfang die Kniebeugung. Später reicht eine kleine Beugung im Kniegelenk, und der Rest vollzieht sich automatisch. Sie entwickeln ein Gefühl für Ihre Körpermitte. Bein- und Gesäßmuskulatur werden gekräftigt, eine Voraussetzung für einen den Rücken entlastenden Stand.

Sollten Sie Probleme haben, die richtige Position zu finden, üben Sie die Bärenstellung zunächst gegen eine Wand. Dabei drücken Sie den gesamten Rükken gegen die Wand. Die Fuß- und Knieposition ist die gleiche. Später üben Sie die Position im freien Stand. Die *Bärenstellung* ist eine Voraussetzung für alle Übungen im Stand. Nur sie ermöglicht Ihnen eine gute Steuerung der Beckenstellung und der Körpermitte, dem Fundament.

Merke: Die Kniegelenke sind immer leicht gebeugt und nie gestreckt, egal was Sie tun. Die Knie zeigen immer in Richtung Fußspitzen.

Die Pendelübung im Stehen

Nehmen Sie die Bärenstellung ein, und schließen Sie die Augen. Nun verlagern Sie Ihr Körpergewicht langsam nach vorne und nach hinten, dann nach rechts und nach links. Fühlen Sie sich in Ihren Körper ein, und nehmen Sie die unterschiedlichen Muskelspannungen wahr, die sich mit der Verlagerung des Gewichts verändern. Hier können Sie deutlich spüren, was passiert, wenn Sie die Wirbelsäule aus ihrem natürlichen Lot bringen. So wie sich der Druck unter den Fußsohlen und die Spannung in der Muskulatur zum Ausgleich verändern, reagieren auch die Muskeln bei veränderter Position der Wirbelsäule. Führen Sie nun kleine Kreisbewegungen durch. Versuchen Sie immer, die gesamte Fußsohle am Boden zu halten wie Sie es gut aus Abbildung 3 ersehen können.

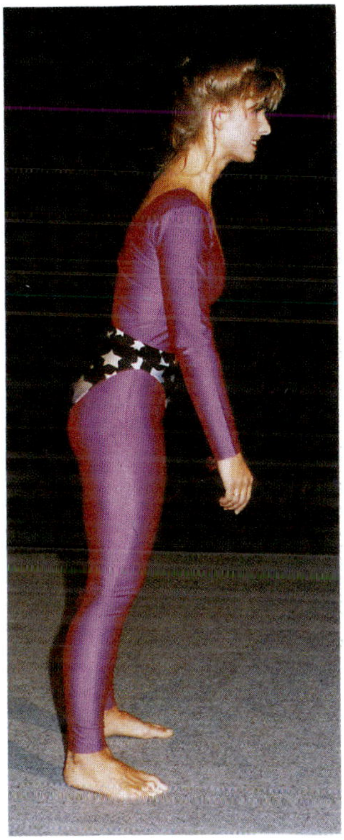

3

Das gesunde Gehen

Bravo! Der erste Schritt ist geschafft. Nun übertragen Sie diesen wichtigen Grundsatz in die Fortbewegung. Lernen Sie, Ihre Muskeln einzusetzen. Gehen Sie zunächst langsam durch den Raum. Der Fuß wird dabei von der Ferse zu den Zehenspitzen abgerollt, die Knie bleiben stets gebeugt, der Rumpf ist möglichst aufgerichtet. Auch hier hilft die ein wenig übertriebene Übungsausführung über die anfänglichen Schwierigkeiten hinweg. Während der Abrollbewegung des Fußes drücken Sie sich aktiv vom Boden nach oben ab. Aber *Vorsicht*! Nicht das Kniegelenk strecken!

Von der Fortbewegung wieder zurück zur Bewegung am Ort, dem Gehen auf der Stelle: Diesmal rollen Sie den Fuß von den Zehen zur Ferse ab. Üben Sie diese Bewegung zunächst, ohne dabei die Zehenspitzen vom Boden zu lösen. Verlagern Sie das Körpergewicht von einem Bein auf das andere, und rollen Sie langsam den gesamten Fuß ab. Die richtige Körperhaltung beginnt bei den Füßen. Wenn in der Wirbelsäule ein Element verschoben wird, überträgt sich das direkt auf alle anderen Bereiche des Körpers. Das gleiche gilt auch für die Beine und Füße. Stehen die Achsen nicht körpergerecht übereinander, überträgt sich das jeweils auf das nächste Gelenk: von den Füßen zu den Knien, von den Knien zu den Hüften, von den Hüften auf das Becken, vom Becken auf die Wirbelsäule. Denken Sie an die gebeugten Kniegelenke, und erhöhen Sie langsam das Tempo.

Nun heben Sie die Füße vom Boden ab, behalten aber die Abrollbewegung bei. Der Oberkörper hat eine leicht nach vorn gebeugte Stellung, die Arme schwingen mit. Fuß-, Schienbein- und Wadenmuskulatur gewöhnen sich an die Bewegung und werden gekräftigt. Ein aktiver Fußeinsatz beim Gehen und Laufen vermindert die Stoßbelastungen auf die Wirbelsäule, die Hüft- und Kniegelenke.

Nochmals zur Erinnerung: In der Fortbewegung rollen die Füße von den Fersen zu den Zehen, am Ort von den Zehen zu den Fersen ab.

Üben Sie stets, wenn Sie spazierengehen, die Kniegelenke gebeugt zu halten und die Füße richtig einzusetzen. Nach kurzer Zeit spüren Sie bereits den Erfolg in der Bein- und Gesäßmuskulatur und natürlich durch die Entlastung der Wirbelsäule. Sicher fragen Sie sich jetzt, was die Bein- und Gesäßmuskulatur mit Rückenschmerzen oder der Haltung zu tun haben. Die Antwort ist einfach. In erster Linie hält die Bauch- und Rückenmuskulatur den Oberkörper aufrecht. Sie schaffen das jedoch nicht allein. In dem komplexen System sind andere Muskelgruppen beteiligt. Die zunehmend sitzenden Berufe in relativ einseitiger Haltung führen zu einer Abschwächung dieser Muskelgruppen

(Bauch, Rücken, Beine und Gesäß). Dadurch werden aber die Rückenmuskeln ständig überfordert, denn für das, was sie leisten sollen, sind sie eigentlich zu schwach. Sie verspannen sich, und es kommt zu Rückenschmerzen.

Sie verteilen jetzt einen Teil der schweren Arbeit, den Körper aufrecht zu halten, auf die Beine und das Gesäß, die ohnehin für die richtige Beckenstellung verantwortlich sind. Damit diese auch in der Lage sind, diese Aufgabe zu übernehmen, werden sie im Vorfeld gekräftigt.

Merke: Bei allen Berufen, die im Stehen ausgeführt werden, Knie nach vorne drücken und gebeugt halten, Bein- und Gesäßmuskulatur aktivieren, den Oberkörper möglichst aufrecht halten. Vermeiden Sie runde Beugungen nach vorne. Wenn erforderlich, halten Sie den Rücken gerade, und neigen Sie den geraden Rücken nach vorn. So bleibt die Rückenmuskulatur aktiv.

Das gerade Sitzen

Denken Sie einmal darüber nach, wie häufig und wie lange Sie sitzen: etwa 70 Prozent des Tages! (Im Büro, im Auto, im Bus oder Zug, beim Essen, im Restaurant, vor dem Fernseher, beim Lesen usw.) Schauen Sie sich nun die Sitzgelegenheiten an, die zu einem angeblich bequemen Sitzen einladen. Gerade das scheinbar bequeme Sitzen ist für die Wirbelsäule äußerst schädlich. Zum Beispiel die sogenannte Fernsehsesselhaltung: Man setzt sich halb rund in den Sessel, die Wirbelsäule sieht aus wie eine Banane. Der ohnehin höhere Bandscheibendruck beim Sitzen gegenüber dem Stehen steigt rapide an. Eine ebenso schädliche Position ist die Bürostuhlhaltung. Der Oberkörper wird zu weit nach vorn gebeugt, das Becken fällt nach hinten. Die gleiche Sitzposition wird häufig auf Stühlen ohne Rückenlehne oder auf Hockern eingenommen.

Wer viel sitzt, sollte möglichst aufrecht sitzen. Dazu muß die Arbeitsfläche eine ausreichende Höhe haben (der Schreibtisch, das Bügelbrett oder die Werkbank). Der Stuhl sollte arbeitsplatz- und wirbelsäulengerecht sein und den Fußkontakt zum Boden ermöglichen. Eventuell muß die Beinlänge durch eine Fußstütze ausgeglichen werden. Grundsätzlich gilt auch für das Sitzen: Eine über längere Zeit einseitige Position ist immer schädlich für die Wirbelsäule und bedeutet immer eine Überlastung für Muskeln, Bänder und Bandscheiben. Um rückengerecht zu bleiben, sollte die Position so oft wie irgend möglich gewechselt werden. Sei es durch Stehen und Gehen, sei es durch unterschiedliche Stühle (Kniestuhl) oder durch verschiedene Sitzpositionen (Stehsitz, aktiver Sitz).

Der aktive Sitz

Ziel dieser Übung ist es, die Muskulatur aktiv an einem aufrechten Sitz zu beteiligen und dabei trotzdem entspannt zu sitzen. Auch hier machen Sie sich wieder den Streckreflex zunutze, der durch den Fußdruck aktiviert wird.

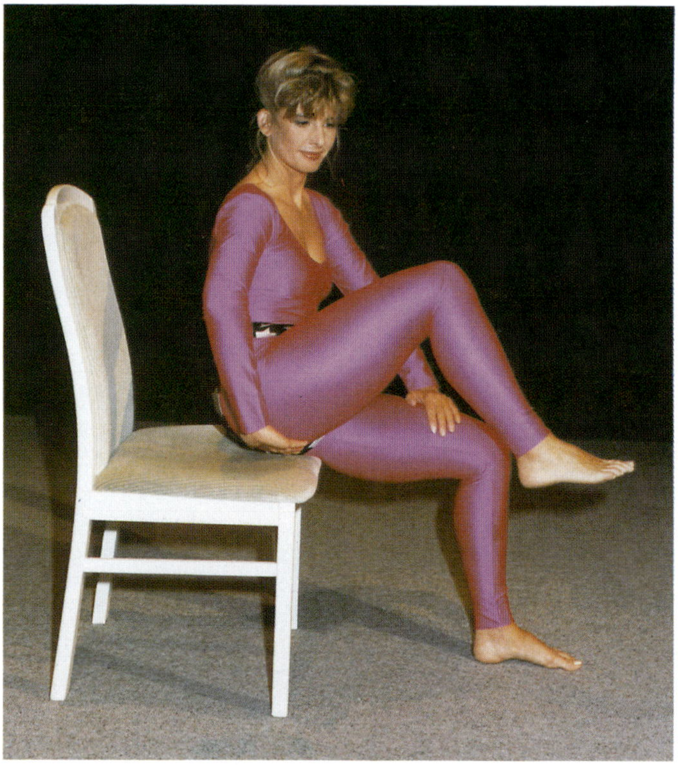

4

Ausführung: Setzen Sie sich auf einem stabilen Stuhl vorn auf die Kante. Die Beine stehen etwa hüftbreit geöffnet auf dem Boden, Füße und Knie stehen dabei axial übereinander. Lassen Sie sich zurücksinken. Nun legen Sie die Hände unter das Gesäß. Sie spüren die Knochen des Beckens auf den Händen, die sogenannten Sitzhöcker. Wenn Sie nicht wissen, wo Ihre Sitzhöcker sind, erfühlen Sie sie wie in Abbildung 4. Lassen Sie die Hände hier liegen, und schaukeln Sie das Becken vor und zurück. Beachten Sie dabei, das Becken nicht mit Gewalt nach vorne zu drücken, sondern geben Sie nur dem natürlichen Bewegungsausmaß nach. Sobald Sie einen Schmerz in der Lendenwirbelsäule spüren, befindet sich Ihr Becken zu weit vorn. Sie spüren, wie die Sitzhöcker über Ihre Hände rollen. Wenn der Druck der Sitzhöcker am größten ist, ist das Bekken aufgerichtet. Bleiben Sie nun in dieser aufgerichteten Position wie in Abbildung 5 sitzen, und drücken Sie beide Füße fest zum Boden. Spüren Sie die Spannung in der Muskulatur (Gesäß, Beine, unterer Rücken). Lösen Sie die Spannung, und wiederholen Sie diese Fußdruckübung einige Male.

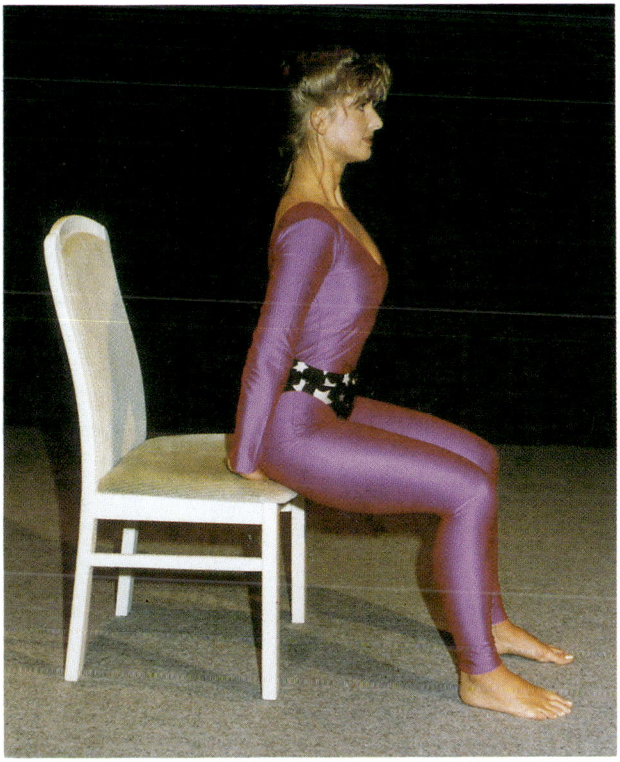

5

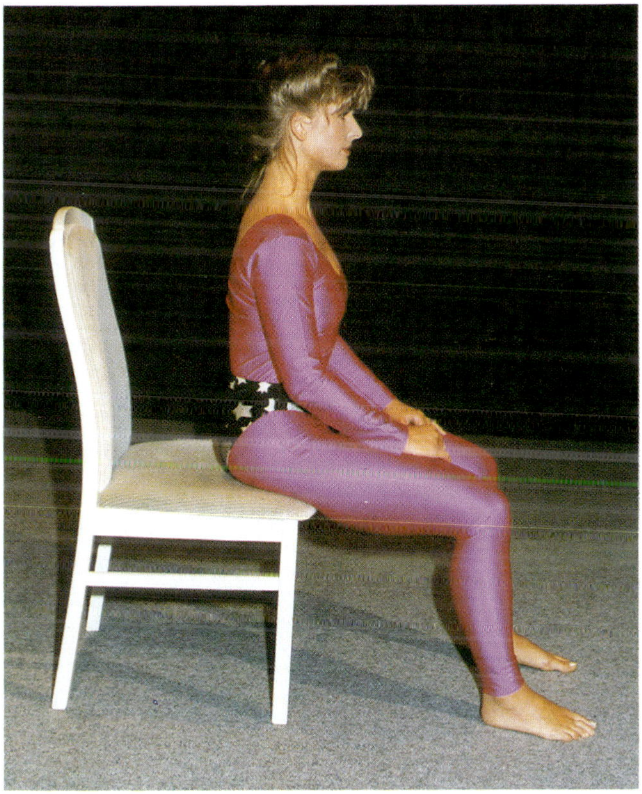

6

Nun entfernen Sie die Hände unter ihrem Gesäß. Bleiben Sie auf der vorderen Kante des Stuhles sitzen, der Rücken ist rund. Nun bauen Sie den aktiven Sitz auf. Richten Sie das Becken auf, und drücken Sie beide Füße fest zum Boden. Mit dem Fußdruck wird der Streckreflex aktiviert. Die Bein- und Gesäßmuskulatur ist stark angespannt. Heben Sie den Brustkorb an, der Oberkörper richtet sich auf.

Nun ziehen Sie beide Schultern nach oben, drücken Sie die Schultern so weit Sie können nach hinten, und ziehen Sie sie hinten nach unten. Jetzt entspannen Sie die Schultern und ziehen den Bauchnabel ein wenig nach innen, die Bauchdecke ist aktiviert. Lassen Sie nun *ganz langsam* die Spannung aus den Beinen und aus dem Gesäß entweichen. Setzen Sie dabei Wirbel auf Wirbel, und behalten Sie nur so viel Spannung bei, wie Sie benötigen, um nicht zusammenzusacken.

Nun sitzen Sie gerade und trotzdem entspannt wie in Abbildung 6. Atmen Sie gleichmäßig. Üben Sie diesen Sitz einige Male, bis er sich automatisiert. Anfangs werden Sie sicher zuviel Spannung beibehalten, aber das legt sich mit der Zeit.

Das richtige Hinsetzen und Aufstehen

Ziel dieser Übung ist es, selbst im Beschwerdefall einen möglichst schmerzfreien Positionswechsel durchführen zu können.

Beginnen Sie mit dem Hinsetzen. Auch hier verringert ein aktiver Einsatz der Bein- und Gesäßmuskulatur die Belastung auf Wirbelsäule und Bandscheiben.

Ausführung: Stellen Sie sich in geöffneter Schrittstellung vor den Stuhl. Nun beugen Sie beide Kniegelenke und das Hüftgelenk, neigen den Oberkörper bei geradem Rücken nach vorn und stützen beide Hände auf den Oberschenkeln ab. Schieben Sie das Gesäß nach hinten, und setzen Sie sich. Dabei werden die Beinmuskeln aktiv eingesetzt.

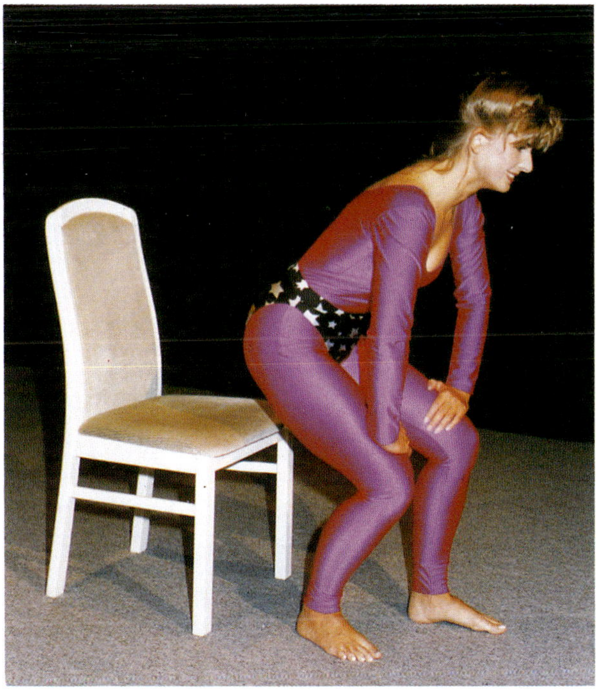

7

Stehen Sie auf die gleiche Weise wieder auf. Stellen Sie beide Füße in eine Schrittstellung. Dabei ziehen Sie einen Fuß etwas weiter unter den Stuhl. Stützen Sie die Hände auf die Oberschenkel, um den Rücken zu entlasten. Beugen Sie zunächst das Hüftgelenk, und neigen Sie den Oberkörper nach vorn. Nun stehen Sie auf, indem Sie wieder die Beinmuskeln aktiv einsetzen. Abbildung 7 zeigt Ihnen noch einmal wie es geht. Trotz der richtigen Technik wird es manchen nicht gelingen aufzustehen, da die Beinmuskulatur zu schwach ist. In diesem Fall behalten Sie die Schrittstellung bei, der rechte Fuß steht näher bei dem Stuhl, das linke Bein wird angehoben und der Oberkörper etwas nach hinten geneigt. Die Hände bleiben auf den Oberschenkeln liegen. Nun holen Sie ein wenig Schwung, drücken das linke Bein zum Boden und stehen auf. Diese Ausführung nennt man Aufstehen mit Anschwingen. Sitzen Sie in tiefen Polstern, rutschen Sie einfach vorne auf die Kante, und führen Sie das Aufstehen mit Anschwingen von hier aus aus.

Tip: Stellen Sie sich vor, Sie möchten eine Toilette benutzen, deren Sitzrand Sie nicht berühren möchten. Probieren Sie es aus, Sie werden erstaunt feststellen, daß Sie sich absolut in der richtigen Haltung und mit geradem Rücken dabei bewegen werden.

Das gesunde Liegen

Zur Entspannung und Regeneration legt man sich meist hin. Wie qualvoll das Liegen aber auch sein kann, haben sicher alle schon einmal im Krankenbett erfahren. Daher ist es wichtig, die richtige Lage zu finden. Die angenehmste Form ist die Stufenlage. Dabei liegen die Unterschenkel auf einer Erhöhung, etwa auf einem Stuhl oder Sessel oder auf einem Polsterwürfel. Auch die Koffernähmaschine hat die richtige Höhe. Leider hat man nicht immer die Gelegenheit, die Stufenlage einzunehmen. Daher muß eine kontrollierte Rückenlage geübt werden.

Legen Sie sich auf den Rücken und beobachten Sie Ihren Körper. Viele Menschen haben eine Erhöhung in der Lendenwirbelsäule, der Rücken liegt also nicht vollständig am Boden. Um die Lendenwirbelsäule besser ablegen zu können, stellen Sie die Füße auf. Nun pressen Sie die Lendenwirbelsäule gegen den Boden, bis der gesamte Rücken abliegt. Die Gesäßnaht hebt sich ein wenig an, und die Bauchmuskeln sind angespannt. Atmen Sie gleichmäßig. Stellen Sie nun die Zehen hoch und schieben Sie die Beine langsam nach vorn, ohne den Rücken vom Boden zu lösen. Sind die Beine ganz gestreckt, lassen Sie diese nach außen sinken, die Muskeln entspannen sich. Die Lendenwirbelsäule hebt sich wieder ein wenig ab, aber wesentlich geringer als zu Anfang. Diese Position kann für eine Entspannung verwendet werden.

Haben Sie in dieser Lage Rückenschmerzen, so bieten sich zwei Alternativen an: Zum einen können Sie ein keilförmiges Kissen unter das Gesäß schieben und die Kniekehlen mit einer Rolle oder zusammengerollten Decke abstützen. So bleibt die Lendenwirbelsäule leichter am Boden. Oder Sie stellen die Beine etwa hüftbreit auf und lehnen die Knie gegeneinander. Die Lendenwirbelsäule liegt am Boden, und die Beine können sich entspannen. Verspannt sich Ihre Nacken-, Hals- oder Schultermuskulatur, benutzen Sie eine Nackenrolle.

Grundsätzlich sollte auch beim Liegen auf eine möglichst gerade Wirbelsäule geachtet werden. Dazu bietet sich besonders die Seitenlage an. Achten Sie dabei auf Ihren Kopf. Er sollte nicht höher liegen als die gesamte Wirbelsäule. Bei Frauen mit sehr breitem Becken ist eine Unterstützung in der Taille recht nützlich. Vermeiden Sie unbedingt zu weiche Matratzen oder Unterlagen. Eine weitere sehr entspannende Lage für die Wirbelsäule, ganz besonders in der Schwangerschaft, ist die halbe Seiten- und halbe Bauchlage. Legen Sie sich auf die Seite, und winkeln Sie ein Bein im Kniegelenk an. Welches Bein Ihnen angenehmer ist, entscheiden Sie selbst. Strecken Sie den entgegengesetzten Arm nach oben aus, und legen Sie den Kopf darauf ab. Den anderen Arm legen Sie abgewinkelt und entspannt vor den Körper. Ein Kissen unter dem abgewinkelten Knie erleichtert zusätzlich die Position. Auch im Liegen ist auf eine möglichst gerade Wirbelsäule zu achten. Das gilt auch für die Kopfhaltung.

Aufstehen aus dem Bett, die Voraussetzung für einen guten Tag

Ziel dieser Übung ist es, der morgens steifen Wirbelsäule eine Bewegungsform anzubieten, die ein angenehmes Aufstehen ermöglicht.

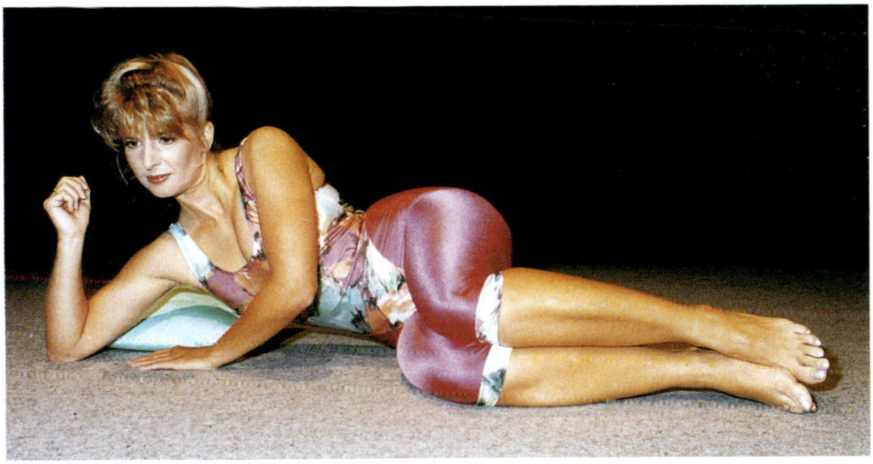

8

Ausführung: Legen Sie sich so nah wie möglich an die Bettkante auf den Rükken. Stellen Sie beide Füße auf, und strecken Sie den Arm an der Außenseite des Bettes nach oben. Nun drehen Sie sich auf die Seite, als wollten Sie sich aus dem Bett rollen. Den anderen Arm stützen Sie vor dem Körper auf die Bettkante wie in Abbildung 8. Jetzt schwingen Sie die abgewinkelten Beine aus dem Bett zum Boden und drücken gleichzeitig mit den Armen den Oberkörper nach oben in eine sitzende Position. Durch die Schwung- und Hebelwirkung ist Ihre Lendenwirbelsäule relativ geschützt. Aus der sitzenden Position rutschen Sie nach vorn an die Bettkante, stellen einen Fuß weiter ans Bett heran, schwingen mit dem anderen Bein an und stehen auf.

Hinlegen auf den und Aufstehen vom Boden

Wie gelangt man rückenschonend, zum Beispiel in der Wirbelsäulengymnastik, auf den Boden?

Ziel dieser Übung ist, eine möglichst geringe Belastung in der Lendenwirbelsäule durch den aktiven Einsatz der Bein- und Gesäßmuskulatur zu erreichen.

Ausführung: Das Hinlegen auf den Boden wird durch den sogenannten Einbeinkniestand eingeleitet. Dabei führen Sie ein Bein nach hinten, beugen das Standbein im Kniegelenk und knien sich hin. Dabei kann der Oberkörper mit beiden Händen auf dem Oberschenkel des Standbeins abgestützt werden. Welches Bein Ihnen angenehmer ist, entscheiden Sie selbst. Aber denken Sie daran: Wenn Sie über zwei gesunde Kniegelenke verfügen, sollten Sie den Einbeinkniestand regelmäßig abwechseln. Mal mit rechts, mal mit links. Ansonsten würden Sie ein Knie einseitig belasten.

Knien Sie das andere Bein dazu, halten Sie die Beine aber etwa hüftbreit geöffnet und in leichter Schrittposition. Nun führen Sie beide Arme zum Boden, stützen die Hände ab und schieben den Körper langsam nach vorwärts in die Bauchlage. Nun brauchen Sie sich nur noch in die gewünschte Lage zu drehen.

Das Aufstehen erfolgt umgekehrt. Angenommen, Sie befinden sich in der Rückenlage und möchten sich über die rechte Seite aufrichten. Strecken Sie den rechten Arm nach hinten, und stellen Sie den linken Fuß auf. Drehen Sie sich nun in die halbe Bauch- und halbe Seitenlage nach rechts. Ihr linkes Bein liegt angewinkelt seitlich neben dem Körper, das andere ist gestreckt. Setzen Sie nun die linke Hand in etwa Schulterhöhe auf den Boden, winkeln Sie den rechten Arm im Ellbogen ab, lassen Sie ihn auf dem Boden liegen. Jetzt drücken Sie sich mit beiden Armen vom Boden nach oben in eine kniende Position.

Dabei ist es besonders wichtig, zuerst das Gesäß vom Boden abzuheben und nach hinten zu schieben. Wenn Sie nur den Oberkörper hochdrücken, belasten Sie die Lendenwirbelsäule und kommen anschließend nicht mehr hoch. Sie befinden sich jetzt im Vierfüßlerstand. Heben Sie den Oberkörper nach oben an, stellen Sie einen Fuß auf (Einbeinkniestand), stützen Sie beide Hände auf den Oberschenkel, und stehen Sie auf.

Das Hinlegen und Aufstehen muß einige Male geübt werden, ehe die Ausführung richtig ist. Besonders hilfreich ist es, wenn Sie sich von jemandem korrigieren lassen. Der Einbeinkniestand kann auch zum Schließen der Schnürsenkel oder zum Aufheben von kleinen Dingen verwendet werden. Voraussetzung ist aber eine gut trainierte Beinmuskulatur.

Merke: Beim Aufstehen muß immer zuerst das Gesäß nach oben geschoben werden.

Richtiges Heben und Tragen – damit Ihr Rücken gesund bleibt

Gerade beim Heben und Tragen belasten die meisten Menschen ihre Wirbelsäule über Gebühr.

Bei schweren Gegenständen, wie Einkaufstaschen, Bierkästen oder Reisekoffern, müssen deshalb einige Dinge beachtet werden. Grundsätzlich gilt:

- Der Rücken ist immer so gerade wie möglich zu halten, egal ob die Last leicht oder schwer ist. Er wird gerade nach vorne geneigt. So ist die Rumpfmuskulatur aktiviert.
- Alle Drehbewegungen sind zu vermeiden, zum Beispiel beim Heben des Bierkastens aus dem Kofferraum eines Autos. Nachdem der Kasten angehoben ist, werden die Füße umgesetzt, und erst dann wird der Bierkasten mit geradem Rücken und mit Einsatz der Beine auf den Boden abgestellt.
- Die Last wird auf die Bein- und Hüftmuskulatur verteilt und nicht in die Wirbelsäule gehängt. Dazu benötigt man gut trainierte Beine.
- Schwere Lasten sind nach Möglichkeit gleichmäßig zu verteilen. Eine schwere Einkaufstasche auf nur einer Seite schadet der Wirbelsäule mehr als zwei leichte rechts und links. Das gleiche gilt auch für den Reisekoffer. Verteilen Sie das Gewicht gleichmäßig, oder tragen Sie es auf dem Rücken, beispielsweise in einem Rucksack. Achten Sie unbedingt darauf, daß Ihre Kinder einen Schulranzen bekommen, der auf dem Rücken zu tragen ist.
- Tragen Sie alle Gegenstände möglichst dicht am Körper.

Wie Sie einen schweren Gegenstand möglichst rückenschonend aufheben, sehen Sie auf der nächsten Seite.

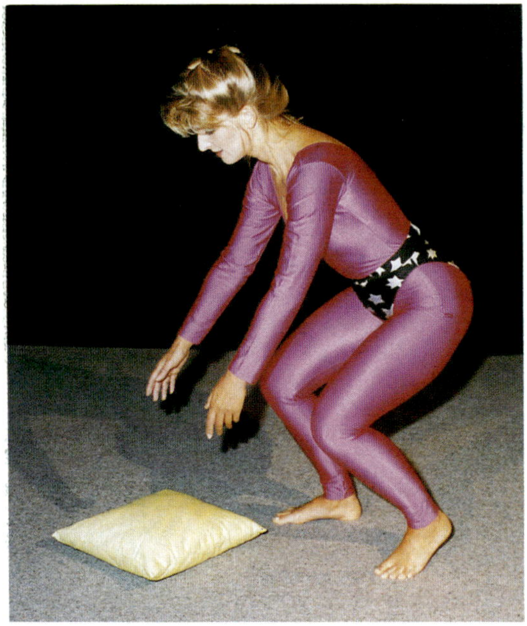

9

Ausführung: Das Heben schwerer Lasten vom Boden macht man am leichtesten an einem Bierkasten deutlich. Stellen Sie sich in etwa 20 bis 30 Zentimeter Entfernung in einer Grätsch-Schrittstellung vor den Bierkasten oder den Gegenstand, den Sie heben möchten. Beachten Sie Abbildung 9. Beugen Sie beide Beine im Kniegelenk, und gehen Sie in die Hocke. Mit Hocke ist keine tiefe Kniebeuge gemeint, sondern maximal eine Position, in der die Oberschenkel parallel zum Boden zeigen. Der Winkel im Kniegelenk darf allerhöchstens 90 Grad betragen. Beugen Sie den Oberkörper gerade nach vorn, bis Ihre Hände den Kasten erreichen. Nun heben Sie den Kasten an, richten den Oberkörper auf und strecken gleichzeitig die Beine.

6. Das rückengerechte Verhalten im Alltag

In der Wirbelsäulengymnastik oder in einem Rückenschulkurs erscheinen einem die aufgeführten Dinge logisch und einfach. Man übt nach den Anweisungen des Lehrers oder Trainers. Dann kommt der Alltag, und man hat so gut wie alles vergessen, außer man wird sozusagen schmerzlich daran erinnert. Daher müssen wir lernen, rückengerechtes Verhalten im Alltag zu praktizieren, und zwar sofort, nicht erst, wenn es weh tut. Der erste und wichtigste Schritt hierbei ist die Selbstbeobachtung. *Sind Sie Rechts- oder Linkshänder?* Diese Frage ist nicht unbedeutend, denn sie hat Folgen für das Alltagsverhalten. Sind Sie zum Beispiel Rechtshänder, so ist ihre Feinmotorik auf der rechten Seite besser ausgeprägt. Das hat zur Folge, daß Sie automatisch die linke Seite zur Lastenseite erklären. Dafür ein paar Beispiele. Ein Rechtshänder wird immer mit der rechten Hand das Auto aufschließen und in der linken Hand den Aktenkoffer oder die Einkaufstasche tragen.

Unbewußt setzt sich diese Kette immer weiter fort. Da die linke Seite so an Lasten gewöhnt ist und von daher die Muskulatur an diese Situation angepaßt ist, werden Sie es auch viel komfortabler finden, mit links schwere Lasten zu tragen, was weiterhin das Alltagsverhalten beeinflußt. Angenommen, Sie erledigen das Einkaufen zu Fuß und haben nur einen, dafür aber schweren Einkaufskorb zu tragen, so tragen Sie ihn etwa fünf Minuten auf der linken Seite, dann eine Minute rechts und wieder fünf Minuten links. Ähnliches läßt sich auch beim Stehen beobachten. Sie stehen fünf Minuten auf der komfortablen Seite, dann 20 bis 30 Sekunden auf der anderen und wieder fünf Minuten auf der komfortablen Seite. Hinzu kommt nun die Handtasche. Durch die Lasten links verkürzen sich die Schulter- und Nackenmuskeln, wobei die linke Schulter leicht angehoben wird. Folglich tragen Sie die Handtasche meist auf der linken Schulter, da sie rechts immer von der Schulter rutscht. Selbst wenn man Ihnen rät, die Seite regelmäßig zu wechseln, wird die Tasche immer wieder auf derselben Seite landen.

All diese kleinen Dinge bedeuten abermals einseitige Belastungen für die Wirbelsäule, die dauerhaft zu einer Skoliose führen können. Deshalb beginnen Sie mit dem ersten Schritt, der *Selbstbeobachtung*. Ergründen Sie Ihr Alltagsverhalten, und machen Sie sich Ihr Verhalten bewußt. Zur Erleichterung haben wir einen kleinen Fragenkatalog zusammengestellt.

Fragen, die Sie sich bei Beschwerden in der Hals- und Brustwirbelsäule stellen sollten

1. Arbeiten Sie an einem Bildschirm? Überprüfen Sie Ihr Sitzverhalten. Haben Sie einen runden Rücken, wenn Sie arbeiten? Warum? Ist die Arbeitsfläche hoch genug? Stützt der Stuhl Ihre Wirbelsäule optimal? Ist der Bildschirm in Kopfhöhe? Schauen Sie geradeaus?
2. Sitzen Sie immer in dem gleichen Sessel, wenn Sie fernsehen? Müssen Sie dabei den Kopf stets in die gleiche Richtung drehen? (Das gleiche gilt für die Schule, wenn Schüler oder Studenten stets nach rechts zur Tafel sehen müssen.) Stricken oder basteln Sie viel? Wandern dabei Ihre Schultern langsam nach oben? Das führt zu unerträglichen Nackenverspannungen.
3. Müssen Sie während Ihrer Arbeit oder Freizeitbeschäftigung sehr viel nach unten sehen? Die Nackenmuskulatur verkrampft, um den Kopf aufrecht zu halten.
4. Was macht Ihre Atmung? Möchten Sie gerne ganz Dame sein, und halten Sie deshalb Ihren Bauch stets eingezogen? Das blockiert die Atembewegung in den Bauchraum und verursacht Stauungen, die ebenfalls chronische Verspannungen der Schulter- und Nackenmuskulatur verursachen können.
5. Haben Sie einen großen Busen, den Sie durch eine leicht runde Haltung ein wenig verbergen möchten? Schmerzen im Brustwirbelsäulenbereich machen darauf aufmerksam. Die runde Haltung in der Brustwirbelsäule wird durch eine übermäßige Rückwärtsbeugung in der Halswirbelsäule ausgeglichen, die Schultermuskeln verspannen.
6. Arbeiten Sie viel geistig? Dabei verspannen Nacken- und Schultermuskeln. Sie müssen für den Ausgleich sorgen.
7. Haben Sie das Gefühl, daß Ihnen die Zeit oder die Faust im Nacken sitzt? Sie stehen unter starkem Belastungsdruck?
8. Haben Sie schnell einen steifen Hals? Aggressionen machen uns sprichwörtlich hartnäckig. Leiden Sie unter mancherlei Ängsten? Angst schnürt uns ein. Der Brustkorb kann zum Panzer werden.

Fragen, die Sie sich bei Beschwerden in der Lendenwirbelsäule stellen sollten

1. Haben Sie ein Hohlkreuz? Warum? Tragen Sie hohe Schuhe? Sitzen Sie viel? Sind Ihre Knie im Stand durchgestreckt?
2. Arbeiten Sie viel in gebeugter Haltung (Beispiel: Automechaniker)? Halten Sie dabei den Rücken gerade? Arbeiten Sie in gebeugter und verdrehter Hal-

tung (Beispiel: Krankenschwester am Bett eines Patienten)? Was läßt sich verändern?
3. Müssen Sie schwer heben? Heben Sie schwere Lasten aus dem Rücken oder aus den Beinen? Müssen Sie sich häufig bücken? Wie bücken Sie sich?
4. Haben Sie Ischiasbeschwerden? Wie stehen Sie? Verteilen Sie Ihr Gewicht stets auf beide Füße, oder haben Sie ein Belastungsbein? Wenn Sie nur auf einem Bein stehen, ist Ihr anderes Bein nach außen gedreht? Dabei verschiebt sich Ihr Becken und somit die gesamte Statik der Wirbelsäule. Ischiasbeschwerden werden verstärkt.
5. Haben Sie öfter das Gefühl durchzubrechen? Die Lendenwirbelsäule zeigt, wie stabil Sie wirklich sind.
6. Haben Sie bereits resigniert auf die Diagnose: „Damit müssen Sie leben!“? Wenn ja, wird es Zeit, neue Kraft zu tanken und eine positive Einstellung zu sich zu gewinnen.

Praktische Tips für das Alltagsverhalten

Wenn Sie die kleinen falschen Gewohnheiten aufgespürt haben, gilt es diese zu korrigieren, soweit es möglich ist. Deshalb hier ein paar allgemeine Hinweise.

Das Beste für die Wirbelsäule, Bandscheiben und Gelenke ist Bewegung. Da wir aber nun einmal eine Sitzgesellschaft sind, wird es schwierig. Man kann auch in einer Stunde Wirbelsäulengymnastik nicht das restliche 20stündige falsche Verhalten ausgleichen.

Führen Sie einen sitzenden Beruf aus, versuchen Sie Ihre Position so häufig wie möglich zu verändern. Nehmen Sie verschiedene Sitzpositionen ein. Ganz auf dem Stuhl, aktiver Sitz vorn auf der Kante des Stuhls, Kniestuhl oder eine Stehsitzposition. Benutzen Sie den Kniestuhl, so winkeln Sie immer nur ein Bein in die Knieposition ab, das andere stellen Sie auf den Boden. Wechseln Sie die Beine regelmäßig, sitzen Sie nie länger als eine Stunde auf dem Kniestuhl. Dann wechseln Sie wieder den Stuhl.

Eine angenehme Position für die Wirbelsäule ist die sogenannte Stehsitzposition. Dabei sitzen Sie auf einem Stuhl, der so hoch ist, daß die Beine fast ausgestreckt bleiben. Erkundigen Sie sich im Fachhandel nach diesen Stühlen. Manche von ihnen haben als Fuß eine Halbkugel, so daß durch aktiven Beineinsatz die Sitzposition verändert werden kann. Als Ersatz tut es auch manchmal die Armlehne eines Stuhles. Variieren Sie die Sitzposition so viel wie möglich. Wenn es Ihre Arbeit erlaubt, stehen Sie häufiger auf, oder gehen Sie herum.

Müssen Sie viel stehen, überprüfen Sie stets Ihren Stand. Verteilen Sie das Gewicht immer auf beide Füße. Drehen Sie Ihr Bein nicht nach außen. Halten

Sie die Knie stets gebeugt und das Becken aufgerichtet. Halten Sie die Wirbelsäule gerade (im Sinne ihrer physiologischen Krümmungen). Eine angenehme Stehposition, in der stets ein Bein entlastet werden kann, ist die sogenannte Tresenhaltung. Der Name hat sich abgeleitet von der Stange an einem Tresen, auf der man die Füße abstellt. Ein Fuß wird auf die Stange oder eine ähnliche Erhöhung gestellt. Dabei bleiben Becken und Wirbelsäule stets gerade.

Denken Sie beim Bücken an den Einbeinkniestand – auch, wenn Sie in gebückter Haltung arbeiten, etwa im Garten. Halten Sie den Rücken, besonders in vorgebeugter Position immer gerade. Achten Sie auf eine ausreichende Arbeitshöhe. Das gilt für Hausarbeiten wie Spülen, Bügeln oder Kochen ebenso wie für den Montagetisch in einer Werkstatt oder den Friseurstuhl. Arbeiten Sie mit Gegenständen wie Staubsauger, Besen oder ähnlichem, so achten Sie auf eine ausreichende Länge, um unnötiges langes Bücken zu vermeiden.

Tragen Sie die Handtasche diagonal, und wechseln Sie des öfteren die Seite. Das gleiche gilt für die Arbeitstasche. Verteilen Sie Lasten möglichst gleichmäßig. Zwei leichte Taschen sind besser als eine schwere einseitig, aber auch zwei schwere Taschen gleichmäßig verteilt, sind besser als nur eine Tasche einseitig. Wenn die Möglichkeit gegeben ist, tragen Sie schwere Lasten auf dem Rücken, wie etwa den Schulranzen oder die Sportsachen in einem Rucksack. Tragen Sie Gegenstände so dicht wie möglich am Körper.

Haben Sie einen bewegungsarmen Beruf, so sorgen Sie für den Ausgleich in Ihrer Freizeit. Ihre Bandscheiben, Knochen, Gelenke und Muskeln werden es Ihnen danken, auch Ihr Herz und Ihr Wohlbefinden. Betreiben Sie auch den Sport möglichst abwechslungsreich.

Sorgen Sie für eine rückenfreundliche Matratze und geeignete Sitzmöbel. Falls nötig, stützen Sie Ihre Wirbelsäule durch Kissen oder ähnliches ab, so daß sie in ihrer natürlichen Haltung erhalten bleibt.

7. Ein starker Halt durch trainierte Rückenmuskeln

Die Rückenwelle

Ausführung: Setzen Sie sich in den Fersensitz, und stützen Sie beide Hände auf den Boden. Nun heben Sie das Gesäß ein wenig an, so daß es in der Luft schwebt. Halten Sie dabei den Rücken ganz gerade. Wölben Sie nun den Rükken nach oben in eine Katzenbuckelposition, strecken Sie den Rücken wieder, bis er ganz gerade ist. Aber *Vorsicht*: nicht überstrecken, der Rücken hängt nie durch. Beginnen Sie wieder von vorne. Das Gesäß befindet sich die ganze Zeit in der Luft. Sie bemerken außerdem eine starke Spannung in den Beinmuskeln, die kraftig mitarbeiten müssen.

Variation: Wenn die Rückenmuskeln etwas kräftiger geworden sind, nehmen Sie die Hände vom Boden seitlich an das Gesäß, und führen Sie die gleiche Bewegung aus. Rücken nach oben wölben (Katzenbuckel) und wieder strecken. Nach etwa fünf bis zehn Wiederholungen halten Sie den Rücken gestreckt. Wippen Sie etwa fünf Zentimeter auf und ab. Dabei bleibt das Gesäß immer in derselben Position und bewegt sich nicht. Der Rücken ist schnurgerade. Achtung! Nicht mehr als fünf Zentimeter miniwippen! Nun rollen Sie Wirbel für Wirbel auf und entspannen den Rücken. Dazu legen Sie sich in Rückenlage, ziehen die Beine auf den Bauch, umfassen mit beiden Händen die geöffneten Knie und führen kleine Kreisbewegungen mit den Knien nach rechts und links durch. Die Rückenmuskulatur wird dabei sanft massiert.

Anmerkung: Sollte Ihnen diese Bewegung Probleme in den Kniegelenken bereiten, führen Sie die Übung auf einem Stuhl aus. Dabei setzen Sie sich auf die vordere Stuhlkante, neigen den Oberkörper nach vorn, stützen die Hände auf die Oberschenkel und los geht's.

Ebenso kann die Übung im Stand bei stark gebeugten Kniegelenken und nach vorn geneigtem Oberkörper gemacht werden. Die Hände werden wieder auf die Oberschenkel gestützt und später seitlich an das Gesäß angelegt.

Merke: Achten Sie immer auf eine gestreckte Wirbelsäule, vermeiden Sie Überstreckungen!

Kurzprogramm gegen das Hohlkreuz

Das tägliche Fünf-Minuten-Programm gegen das Hohlkreuz setzt an den Ursachen an, die die Hohlkreuzposition unterstützen. Die Übungen wirken ihnen gezielt entgegen.

Beckenstellung

Stellen Sie sich mit gebeugten Kniegelenken in etwa 30 Zentimetern Abstand gegen eine Wand oder eine verschlossene Tür (die Tür ist nicht so kalt im Rücken). Nun drücken Sie den gesamten Rücken gegen die Wand, bis er flach anliegt. Halten Sie die Position zehn bis 30 Sekunden, atmen Sie gleichmäßig, entspannen Sie sich. Die Lendenwirbelsäule verliert den Kontakt zur Wand. Führen Sie diese Übung drei- bis fünfmal durch. Nehmen Sie Spannung in den Bein-, Gesäß- und Bauchmuskeln wahr. Später üben Sie das gleiche im freien Raum ohne Wand. Stellen Sie sich die Wand lediglich vor. Langsam entwickeln Sie ein Gefühl für die richtige Beckenhaltung.

Kräftigung der Bauchmuskeln – Lendenwirbelsäulen-Druckübung

Legen Sie sich auf den Boden in Rückenlage, die Knie befinden sich auf dem Bauch. Legen Sie die Hände rechts und links dicht an die Wirbelsäule auf den Boden, um die richtige Lage zu überprüfen. Nun pressen Sie den Rücken an den Boden, bis er in seiner Gesamtheit abliegt. Jetzt führen Sie langsam Ihre Beine nach vorne, bis in den Hüftgelenken und in den Kniegelenken ein Winkel von etwa 90 Grad erreicht ist. Dabei darf der Rücken nicht abgehoben werden. Kontrollieren Sie den Rücken mit Ihren Händen. Halten Sie die Position fünf bis 15 Sekunden, bevor Sie die Beine zurück auf den Bauch führen und wieder von vorne beginnen. Sollte sich Ihr Rücken abheben, führen Sie die Beine sofort zurück auf den Bauch. Führen Sie die Übung etwa drei- bis fünfmal durch.

Dehnung der Hüftbeugemuskulatur

Setzen Sie sich seitlich auf die vordere Kante eines Stuhles. Die Rückenlehne befindet sich an Ihrer rechten Seite. Sie sitzen nur auf dem rechten Oberschenkel, das linke Bein ist frei. Nun führen Sie das linke Bein nach hinten an der Sitzfläche vorbei, winkeln das Kniegelenk ab, umfassen mit der linken Hand das linke Fußgelenk und drücken die Ferse an das Gesäß. Sie dehnen die vordere Oberschenkelmuskulatur und die Hüftbeugemuskulatur auf der linken Seite. Halten Sie diese Position etwa 15 bis 30 Sekunden, bevor Sie die Seite wechseln. Führen Sie die Übung jeweils einmal auf jeder Seite durch.

Dehnung der unteren Rückenstrecker

Legen Sie sich in Rückenlage mit aufgestellten Füßen auf den Boden. Nun umfassen Sie mit beiden Händen das rechte Bein und ziehen es so weit wie möglich auf den Bauch. Spüren Sie die Dehnung in der rechten Gesäßhälfte, bis in den unteren Rücken und auf der Rückseite des rechten Oberschenkels. Nun umfassen Sie das rechte Knie mit der linken Hand, der rechte Arm liegt ausgestreckt am Boden in Verlängerung der Schulterachse. Ziehen Sie das rechte Bein zur linken Seite in Richtung Boden. Es ist nicht notwendig, den Boden zu berühren. Sobald Sie die seitliche Dehnung spüren, ist es genug. Atmen Sie gleichmäßig. Lassen Sie die Schulterachse stets ganz am Boden liegen. Führen Sie beide Positionen jeweils einmal durch, und halten Sie die Position für 15 bis 30 Sekunden, bevor Sie die Seite wechseln.

8. Funktionelle Wirbelsäulengymnastik: Beweglich sein, beweglich bleiben

Auch wenn Beschwerden und die sie verursachenden Veränderungen an der Wirbelsäule auf bestimmte Bereiche beschränkt sind, müssen immer die gesamte Wirbelsäule und die Haltung in das Training miteinbezogen werden.

Jedes Bewegungssegment (einzelner Bereich) ist als Glied in einer koordinierten (d. h. aufeinander abgestimmten) Bewegungsstelle aufzufassen und funktioniert deshalb nicht selbständig. Wie wir ja schon erfahren haben, hängt von der richtigen Haltung – auch bei Arbeitsverrichtungen – in hohem Maße die Belastung der Wirbelsäule und bestimmter Bewegungssegmente im einzelnen ab. Ein bereits vorgeschädigter Bereich wird bei entsprechender Belastung ermüden und schmerzhaft reagieren. Insofern sind Schmerzen ein Zeichen für die zumutbare Belastbarkeit.

Die Entlastung und Erholung für die Bandscheiben, Wirbelgelenke, Bänder und Muskeln findet in der horizontalen Ruhelage statt. Dabei führt die Aufnahme von Flüssigkeit und Ernährungssubstanzen in die Bandscheiben und Wirbelgelenkknorpel zur Veränderung der Körpergröße. Bei sechs- bis achtstündiger Ruhelage kann der Mensch bis zu zwei Zentimeter größer werden.

Sie können sich deshalb vorstellen, daß erst ein ausgewogener Wechsel zwischen Belastung und Entlastung eine wesentliche Voraussetzung für die Gesunderhaltung der Wirbelsäule ist. Die Übungen zielen deshalb nicht nur auf diesen notwendigen Wechsel ab, sondern erhöhen gleichzeitig die eigene Ermüdungsgrenze und Leistungsfähigkeit.

Schließlich wird durch die funktionalen Übungen die Muskulatur gekräftigt, die die Wirbelsäule in aufrechter Streckhaltung im Gleichgewicht hält. Daran ist nicht nur die Rückenstreckmuskulatur beteiligt, sondern auch die Bauchmuskulatur, die Gesäßmuskeln sowie die Haltungsmuskeln der Beine.

Für die untere Halswirbelsäule und Brustwirbelsäule spielt die Schultergürtelmuskulatur eine ebenso wichtige Rolle. Wenn Sie einmal versuchen, Ihre Bauch- und Gesäßmuskulatur kräftig anzuspannen, können Sie selbst erfahren,, daß eine Streckung bis in die Halswirbelsäule und eine gleichzeitige Dehnung des Schultergürtels hervorgerufen wird. Daraus wird deutlich, daß für Haltungskorrekturen und Übungen auf die einzelnen Wirbelsäulenbereiche begrenzte Muskelübungen allein nicht ausreichen.

Es müssen also immer ausgedehnte Teil- bis Ganzkörperübungen durchgeführt werden, auch wenn schwerpunktmäßig der betroffene Wirbelsäulenbereich gestärkt werden soll. Dieser ganzheitliche Aspekt, der auch in den Atem-

und Entspannungsübungen seinen Ausdruck findet, bestimmt im wesentlichen unser nun folgendes Übungsprogramm.

Und noch etwas: Zuwenig bringt nichts, zuviel schadet (Überanstrengung!). Erfolge stellen sich oft erst nach längerem Üben ein.

Das Morgenprogramm für einen guten Tag

Beobachten Sie einmal die Tiere um sich herum: Katze und Hund. Bewundernswert ist, wie sie sich nach einer Ruhepause dehnen. Wenn sie dann laufen oder springen, werden nur die notwendigen Muskeln genutzt. Das wäre auch für uns der optimale Zustand. In der Regel sind wir jedoch so verspannt, daß wir selbst nach dem Schlafen dieser Anspannung in der morgendlichen Steifheit wieder begegnen. Nun ist aber alles, was Dauer hat, einem Rhythmus unterworfen. Ohne auszuatmen, können wir nicht einatmen, wir können nicht arbeiten, ohne auszuruhen. Muskulöse Anspannung, der keine Entspannung folgt, wird schmerzhaft, wie wir nur allzugut wissen, und muß beseitigt werden. Wichtig ist daher, diesen Rhythmus von Anspannung und Entspannung wiederzufinden. Durch ihn erfolgt der Blutzufluß, der die Muskeln ernährt. Gelenke und Glieder werden besser durchblutet und geschmeidiger. Eine gesunde Blutzirkulation ist deshalb auch eng mit der Zirkulation der Energie im Körper verbunden. Es lohnt sich also, Anspannung und Entspannung in einen gesunden Rhythmus zu bringen.

In diesem Sinn ist auch unser kleines Morgenprogramm zu sehen, eine Generalmobilmachung, nicht nur für die Wirbelsäule. Also fangen wir an:

Dehn- und Räkelübung zum Wachwerden

Ziel dieser Übung ist es, die Durchblutung anzuregen, um die morgendliche Steifheit zu lösen, eine Dehnung der vorderen Rumpfmuskulatur einzuleiten und das Atemzentrum anzuregen.

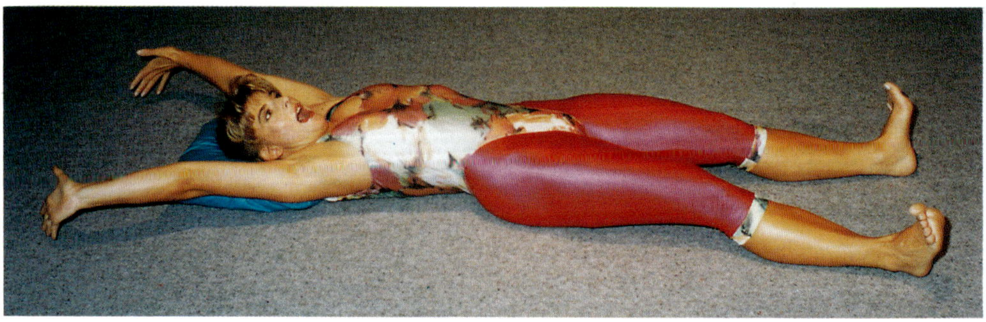

10

Ausführung: In Rückenlage die Arme hinter den Kopf führen, die Beine leicht grätschen. Räkeln Sie sich in den Armen, Schultern und Beinen. Dehnen Sie sich bis in die Fersen. Spreizen Sie Zehen und Finger im rhythmischen Wechsel. Zehen einkrallen, Fäuste ballen, beides spreizen wie in Abbildung 10 und dazu rhythmisch atmen. Wiederholen Sie dies fünfmal, dann den Körper im Ganzen ausspannen, die Brust vorwölben und ein leichtes Hohlkreuz formen. Anschließend die Lendenwirbelsäule fest an die Unterlage drücken. Die Druckspannung noch gut 15 bis 20 Sekunden halten. Danach den Rücken langsam entspannen.

So atmen Sie dabei richtig: Atmen Sie auf Zischlaute aus (F-Sch-Ssss), das reinigt die Lunge und fördert die Entgiftung des Körpers, verbessert die Einatemqualität. Halten Sie auch während der Anspannung niemals den Atem an.

Tip: So vorbereitet fällt es Ihnen sicherlich nicht schwer, sich positiv auf den Tag einzustellen. Beginnen Sie ihn mit einem freundlichen Lächeln. Freundlichkeit verbindet innen und außen.

Atem- und Gähnübung

Ziel dieser Übung ist: Richtiges Atmen verbessert die Lebensqualität, reinigt, entgiftet, entschlackt. Die Sauerstoffanreicherung unterstützt die Herztätigkeit (Aortengymnastik), fördert die Verdauung, stärkt Leber und Nieren, bekämpft Streß-Angst-Depressionen und läßt Sie rundherum besser aussehen.

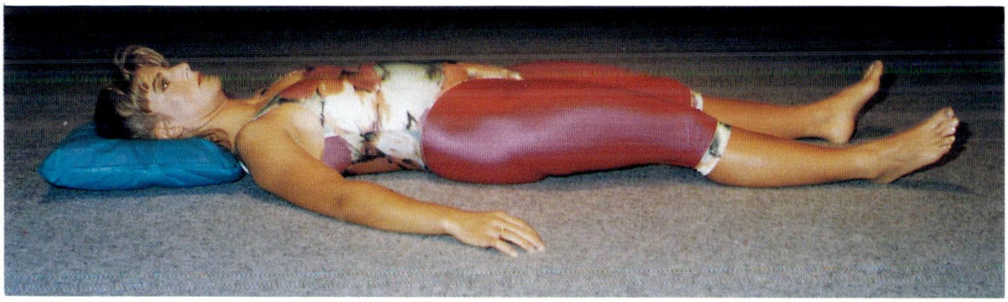

11

Ausführung: In Rückenlage liegen, Rücken mit einem Kissen unterstützen. Breiten Sie die Arme seitwärts aus. Beachten Sie zur Orientierung Abbildung 11. Ahmen Sie nun ein Gähnen nach. Den Mund und Schlund dabei so weit wie möglich öffnen (als ob eine große Pampelmuse durchrutschen sollte). Nun ein anhaltendes großes, lautloses „ah“ und dabei einatmen. Als kurzes tonloses

„ha, ha, ha“, bei offenem Mund wieder aushecheln. Wiederholen Sie dies, bis der echte Gähnreiz einsetzt. Nun ausgiebig gähnen.

Tiefatmungsausführung: Einatmen nur durch die Nase, der Bauch hebt sich, die Brust weitet sich, die Brust hebt sich. Ausatmen, der Bauch senkt sich, die Brust verengt sich, die Brust sinkt ab.

Duftatmen für ein strahlendes Aussehen und für eine bessere Gehirndurchblutung: Atmen Sie sehr langsam und intensiv den Duft Ihrer Lieblingsblume ein, mindestens fünfmal. Stellen Sie sich beim Ausatmen vor, wie Sie dieser Duft verschönt.

Tip: Atmen ist Leben – einatmend nehmen Sie Lebenskraft auf, ausatmend scheiden Sie Verbrauchtes aus. Ausatmen bedeutet auch Loslassen. Denken Sie mal darüber nach.

Beckenschaukel

Ziel dieser Übung ist die Mobilisierung der Lendenwirbelsäule, die Kräftigung der Bauchmuskulatur, das Fixieren der Grundspannung (Wirbelsäulenhaltespannung).

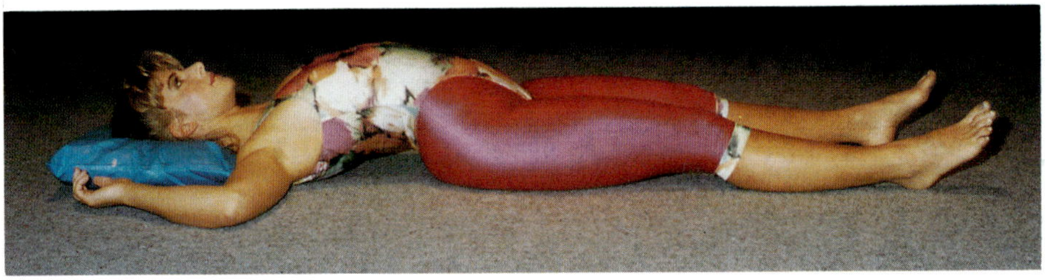

12

Ausführung: Sie liegen in der Rückenlage. Die Arme werden nach oben angewinkelt abgelegt, die Beine sind ausgestreckt. Wölben Sie Ihren Bauch nach oben, formen Sie ein Hohlkreuz wie in Abbildung 12. Danach drücken Sie Ihre Lendenwirbelsäule fest an die Unterlage. Bewegen Sie sich langsam im Wechsel auf und ab. Die Übung sollte fünf- bis zehnmal durchgeführt werden.

So atmen Sie richtig: Beim Hohlkreuz einatmen – tief in den Bauch. Beim Lendendruck ausatmen auf einen Zischlaut, dabei die Bauchdecke tief einziehen.

Variation: Fixieren der Grundspannung, d. h. die Beine leicht angewinkelt aufstellen und das Lendenkreuz fest andrücken. Nun abwechselnd die Fußspitzen anziehen und die Fersen auf den Boden drücken. Danach die Fersen anheben und die Fußspitzen aufstellen. Während der Fußbewegung darf sich der Anpreßdruck nicht lösen. Atmen Sie rhythmisch zur Bewegung.

Tip: Die Entspannung nicht vergessen! Gönnen Sie sich eine kleine Erholungspause mit ruhigem Atmen und freundlich-entspanntem Gesichtsausdruck.

Beckenkreisen

Ziel dieser Übung ist die Mobilisierung und Durchblutung des ganzen Lendenwirbelsäulenbereichs und wohltuende Entspannung.

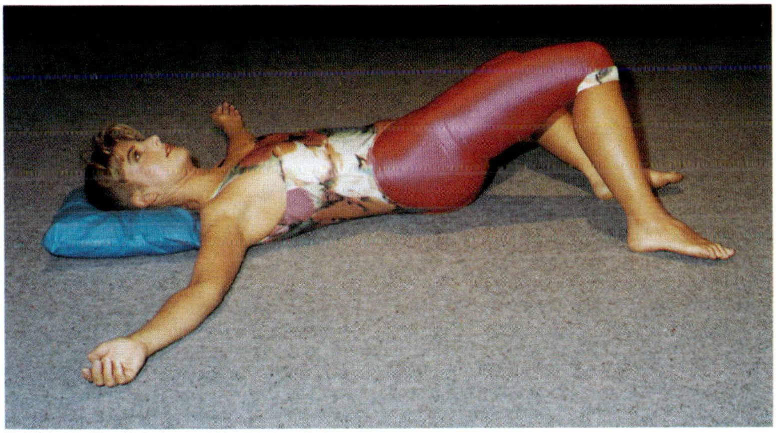

13

Ausführung: Sie liegen in der Rückenlage. Die Arme liegen neben dem Körper. Setzen Sie Ihre Beine angewinkelt und weit geöffnet auf. Fixieren Sie Ihre Fersen fest in der Unterlage, und ziehen Sie die Fußspitzen hoch. Drücken Sie dabei Ihr Kreuz fest an die Unterlage. Beginnen Sie nun die Drehbewegung des Beckens nach rechts. Ihre Knie und Füße führen die Bewegung nach rechts, nach vorne und wieder nach links aus wie in Abbildung 13 gezeigt. Die Übung fünf- bis zehnmal wiederholen und dann die Drehrichtung wechseln.

So atmen Sie richtig: Die Atmung der Bewegung rhythmisch anpassen.

Tip: Bei auftretenden Schmerzen die Übung noch langsamer ausführen und einen kleineren Radius wählen.

Wichtig: Entspannen Sie sich nach dem Üben.

Anspannungsdruckübung

Ziel dieser Übung ist die Kräftigung der geraden und schrägen Bauchmuskulatur, der Aufbau der Körperspannung und die Anregung des Kreislaufs.

Ausführung: Die Beine sind aufgestellt, die Arme liegen lang neben dem Körper. Winkeln Sie Ihre Füße nach oben an, und drücken Sie Ihre Fersen in die Unterlage. Drücken Sie auch Ihre Lenden nach unten. Halten Sie diesen Anspannungsdruck. Heben Sie Ihren Kopf und den Schultergürtel an. Das Kinn zeigt schräg zur Decke. Heben Sie Ihre lang ausgestreckten Arme zwei bis fünf Zentimeter von der Unterlage hoch. Winkeln Sie Ihre Hände im Handgelenk nach oben an. Nun im Wechsel anspannen und entspannen.

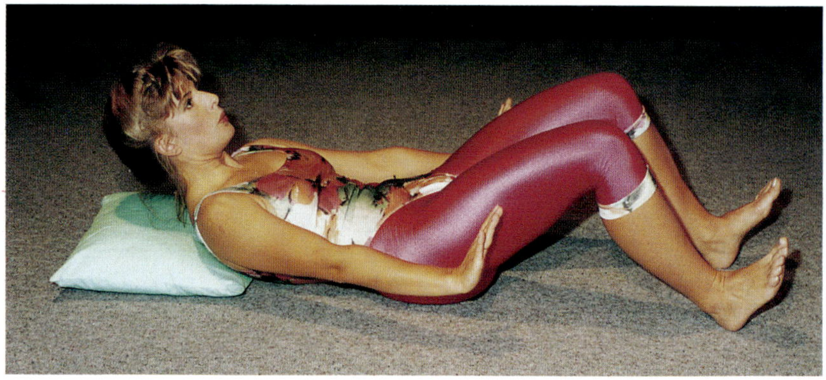

14

Anspannen: Spreizen von Fingern und Zehen, dabei sind der Kopf und die Arme angehoben und die Füße angewinkelt. Beachten Sie zur Orientierung Abbildung 14.

Entspannen: Kopf und Arme ablegen, Füße aufstellen.

So atmen Sie richtig: Während der Entspannung ausatmen, nur durch die Nase oder mit Zischlauten ausatmen. Einatmen während der Anspannung.

Variation: Zur Kräftigung der schrägen Bauchmuskulatur bauen Sie die Grundspannung auf. Halten Sie den Lendendruck, und berühren Sie mit der linken Hand das rechte Knie und umgekehrt. Halten Sie die Hand jeweils fünf bis zehn Sekunden auf jeder Seite, und atmen Sie dabei gleichmäßig.

Beinstreckungsübung

Ziel dieser Übung ist die Mobilisierung der Lendenwirbelsäule.

Ausführung Grundübung: Sie liegen in der Rückenlage. Die Beine sind lang ausgestreckt, die Hände legen Sie auf den Bauch wie in Abbildung 15. Verschieben Sie abwechselnd Ihre Hüften, und zwar rechts rauf in Richtung Kopf und dann links runter in Richtung Fuß. Dazu bewegen sich Ihre ausgestreckten Beine mit in diese Richtung. Wiederholen Sie das Verschieben fünf- bis zehnmal.

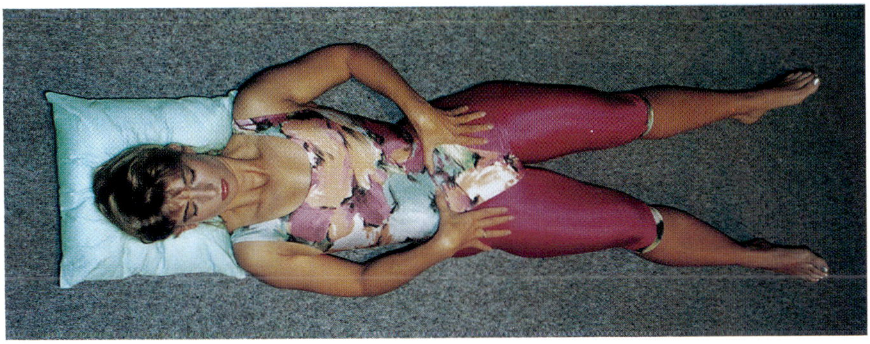

15

Tip: Darmaktivierend wirkt die Atmung, wenn Sie bewußt durch beide Nasenöffnungen einatmen. Ausatmen auf „ha, ha, ha". Zum Schluß der Ausatmung den Rest der Luft durch die Nase ausstoßen. Nun die Atmung anhalten und den Bauch tief einziehen. Danach folgt erst die Hüftbewegung, und zwar nun so lange, wie Sie den Atem anhalten können. Wenn Sie einatmen müssen, halten Sie mit der Bewegung ein. Wiederholen Sie die Übung dreimal.

Wichtig: Diese tiefenwirksame Übung nur nüchtern ausführen!

Drehübung

Ziel dieser Übung ist die intensive Rückendehnung. Sie entspannt, lockert, macht beweglich und fördert die Flexibilität.

Ausführung: Sie liegen mit seitlich ausgestreckten Armen, die Beine sind aufgesetzt.

Wichtig: Bevor Sie sich drehen, aktivieren Sie durch Druck der Füße, der Oberarme und Ellenbogen zur Unterlage Ihre Grundspannung. Atmen Sie auch noch einmal mit einem langen Zischlaut aus. Jetzt sollte Ihr Rücken ganz flach aufliegen und auch während der Einatmung so bleiben.

Mit gehaltener Spannung drehen Sie nun Ihre Hüften und Knie zur rechten Seite und den Kopf dabei zur linken Schulter. Strecken Sie nun Ihr linkes Bein in Richtung rechtes Knie aus, und winkeln Sie den Fuß wieder an. Sie haben dabei eine gedehnte Ferse und angezogene Fußspitzen. Bleiben Sie in dieser Haltung, wie in Abbildung 16, und führen Sie die Tiefatmung dreimal aus.

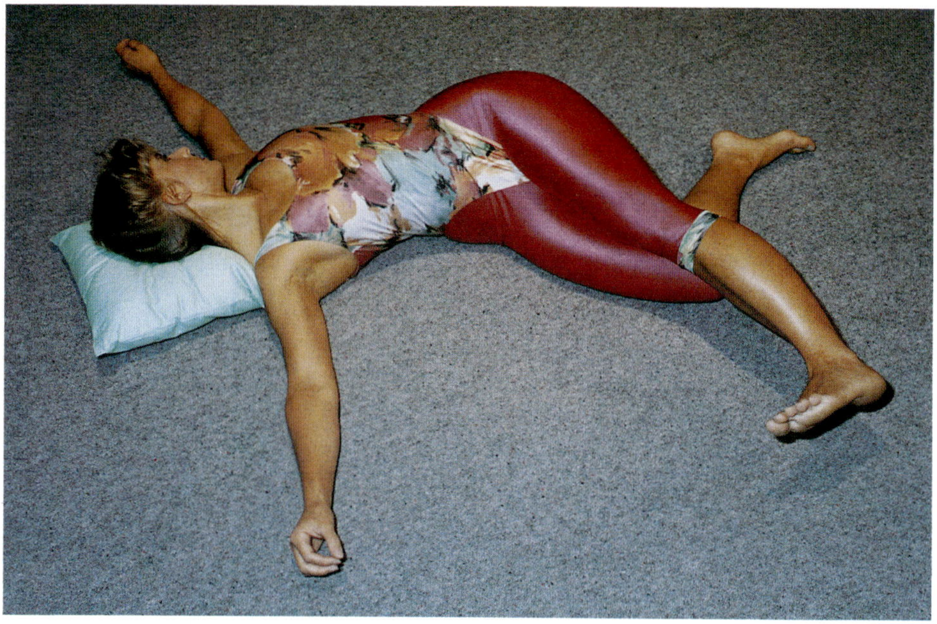

16

So atmen Sie richtig: Einatmend die Bauchdecke anheben, weiter einatmend den Brustkorb weiten und die Rumpfseite dehnen.

Ausatmend die Bauchdecke senken, weiter ausatmend den Brustkorb verengen und noch weiter ausatmend den Brustkorb absenken.

Wichtig: Nur so weit drehen, wie es noch möglich ist, die Schultern am Boden zu halten. Danach zur linken Seite drehen. Die Dehnung der Rücken- und seitlichen Rumpfmuskeln nimmt durch die Tiefatmung erheblich zu.

Tip: Lächeln Sie während der Tiefatmung, und die Atmung wird von ganz allein voller und tiefer.

Lendenschaukel mit anschließender Drehung

Ziel dieser Übung ist es, die Flexibilität und Durchblutung des Rückens zu fördern, den Verdauungstrakt anzuregen und die Lendenwirbelsäule zu entspannen.

Ausführung: Sie liegen in der Rückenlage. Ziehen Sie Ihre Knie mit hüftbreiter Öffnung auf den Bauch. Winkeln Sie Ihre Füße in Richtung Kopf ab. Umfassen Sie jedes Knie mit einer Hand, und drücken Sie sie noch etwas fester nach unten. Heben Sie die Ellenbogen seitlich etwas an, Ihr Brustkorb bekommt mehr Raum. Dehnen Sie Ihren Nacken, indem Sie Ihr Kinn zum Hals ziehen, ohne den Kopf anzuheben. Atmen Sie bewußt auf einen Zischlaut aus, das verstärkt die flache Lagerung.

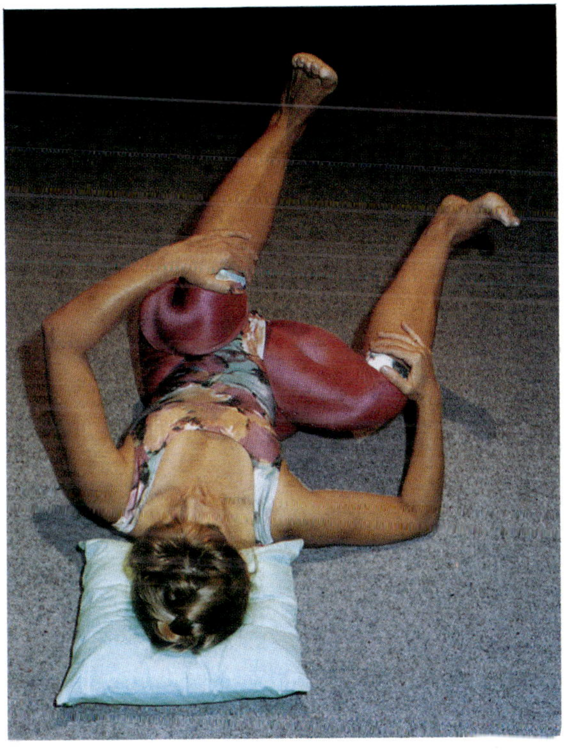

17

Beginnen Sie nun nach links und rechts sanft zu schaukeln wie in Abbildung 17, und zwar zehn- bis 20mal. Anschließend kreisen Sie mit Ihrem Becken zehnmal rechts und zehnmal links herum.

So atmen Sie richtig: Atmen Sie besonders gut aus. Zischlaute haben eine reinigende Wirkung. Aktivieren Sie Ihre Bauchatmung, indem Sie bei der Einatmung Ihren Bauch fest nach oben gegen die angezogenen Oberschenkel pressen.

Übungsprogramm für die Halswirbelsäule

Die Halswirbelsäule ist der beweglichste Teil des Achsenorgans Wirbelsäule, aber auch der anfälligste. Nicht nur Kopfschmerzen, sondern auch Schwindelgefühle, zur Steifheit neigende Schultern oder die Taubheit der Hände und Finger können auf Funktionsstörungen der Kopfgelenke und der Halswirbelsäule beruhen.

Durch die Halte- und Tragearbeit des Kopfes muß die Halswirbelsäule eine erhebliche Druckbelastung aushalten, wobei besonders die Übergänge zu der relativ starren oberen Brustwirbelsäule beansprucht werden. Die ständigen Nacken- und Kopfschmerzen vieler Menschen in sitzenden Positionen beruhen zum größten Teil auf dieser statisch-muskulären Überbelastung, die zudem meist von schmerzhaften Verspannungen der Schulter- und Nackenmuskulatur begleitet wird. Der sogenannte Schulterschmerz kann jedoch viele Ursachen haben. Am Schultergürtel müssen noch weitere Gelenke Berücksichtigung finden, zum Beispiel das Schlüsselbein-Brustbeingelenk, das Schlüsselbein-Schulterblattgelenk sowie noch weitere Nebengelenke als Gleitebenen.

Das nun folgende Übungsprogramm enthält deshalb neben der funktionellen Gymnastik auch Übungen für Schultergürtelprobleme. Übrigens lassen sich die Übungen ohne großen Aufwand während Ihres beruflichen oder privaten Alltags durchführen, also im Büro oder zu Hause, an der Nähmaschine, dem Bügelbrett oder auch beim Stricken oder Lesen. Wenn Sie nun noch den folgenden Hinweisen in Ihrem Alltag Beachtung schenken und dazu täglich einige Zeit trainieren, werden Sie bald beschwerdefrei sein und Ihren Kopf wieder frei bewegen können.

Vermeiden Sie allerdings unbedingt übermäßige Bewegungen im vorgeschädigten Bereich. Entlasten Sie die Halswirbelsäule während der Nachtruhe. Übermäßige Rück- oder Vorneigungen des Körpers sowie Kombinationen mit Seitdrehungen sollten vermieden werden.

Das kann auch durch ein kleines Kissen zur Unterstützung des Kopfes beziehungsweise des Nackens und durch die Vermeidung der Bauchlage erreicht werden.

Eine Patentlösung, die all Ihre Störfaktoren psychischer oder sozialer Art berücksichtigt, können wir Ihnen leider nicht anbieten. Wenn Sie sich aber Ihrer körperlich-seelischen Zusammenhänge bewußt werden, haben Sie den ersten Schritt zur Loslösung von vielen Zwängen getan und eine Änderung der inneren und äußeren Haltung eingeleitet.

Drucküübung mit den Händen

Ziel dieser Übung ist die Stabilisierung der Halswirbelsäule und die Kräftigung der Nackenmuskulatur.

Ausführung: Sitzend oder stehend. Aktivieren Sie durch Fußdruck zum Boden die Grundspannung. Richten Sie das Becken und den Brustkorb auf. Legen Sie beide Hände im Nacken am Anfang der Wirbelsäule übereinander wie in Abbildung 18. Gleichzeitig schieben Sie den Kopf nach oben hinaus. Drükken Sie die Ellenbogen und Schultern leicht nach hinten. Das Kinn ist dabei zum Hals gezogen, ohne daß dabei der Kopf gebeugt wird. Den Druck langsam aufbauen und steigern. Sie sollten die Druckspannung mindestens 15 Sekunden lang halten.

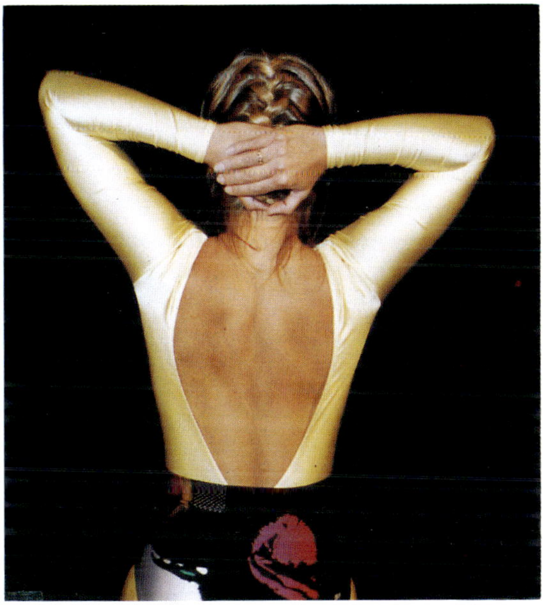

18

Variation 1: Die linke Hand greift seitlich über den Kopf, drückt gegen die rechte Kopfseite. Dasselbe passiert mit der rechten Hand. Die Nackenmuskeln bleiben dabei angespannt. Sie halten die Spannung zehn bis 15 Sekunden.

Variation 2: Hände im Nacken übereinanderlegen, Kopf langsam nach vorne beugen, Nackenmuskeln kräftig gegen den Druck der Hände spannen, Druckspannung allmählich steigern, drei bis sechs Sekunden halten. Kopf noch tiefer beugen und erneut Nackenspannung aufbauen, halten und lösen.

So atmen Sie richtig: Langsames Ausatmen auf Zischlaute. Das spannt den Brustkorb ab und stabilisiert die aufrechte Beckenhaltung.

Tip: Den Kopfschub (Hinterkopf nach oben hinausschieben) bei allen Übungen beachten.

Kombinationsübung für die Halswirbelsäule und die Schultergelenke

Ziel dieser Übung ist die Dehnung, Entspannung, Lockerung und Kräftigung der Muskulatur und Gelenke.

Ausführung für alle drei Übungen: Sie sitzen oder stehen. Heben Sie den rechten Arm ausgestreckt in Schulterhöhe an. Umfassen Sie mit der linken Hand den rechten Ellenbogen, und drücken Sie den ausgestreckten rechten Arm langsam vor die linke Schulter. Die Dehnung 20 bis 50 Sekunden lang halten. Schließen Sie Ihre Augen, und entspannen Sie sich während der Haltephase. Zur Orientierung beachten Sie Abbildung 19.

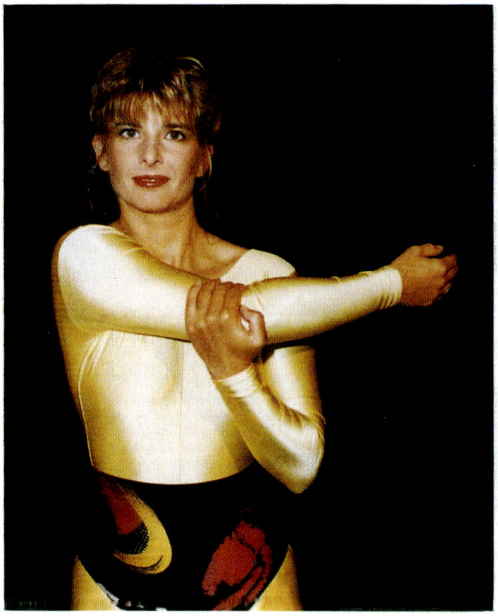

19

Legen Sie nun die rechte Hand auf das linke Schulterblatt, wie in Abbildung 20, und drücken Sie den Ellenbogen noch weiter nach hinten. Die Dehnung der rechten Nackenmuskulatur verstärkt sich. Diese Dehnung 20 bis 60 Sekunden halten. Entspannen Sie sich dabei.

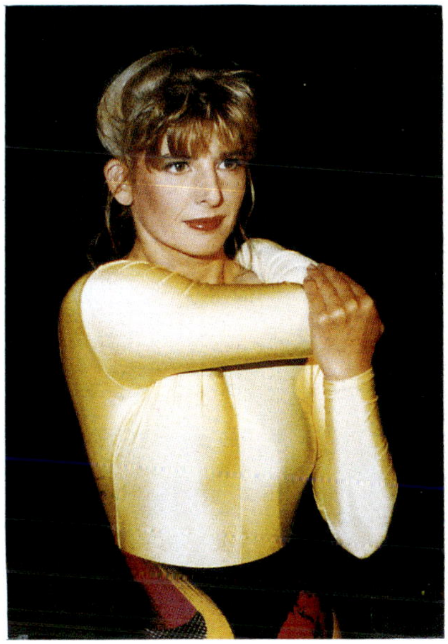

20

So atmen Sie richtig: Lächeln Sie freundlich während des Entspannens in sich hinein. Die äußere Freundlichkeit bewirkt eine innere freundliche Grundhaltung und aktiviert gleichzeitig die Bauchatmung, die Ihre „Ruheatmung" ist.

Ausführung: Heben Sie nun beide Arme hoch, und lassen Sie den Ellenbogen los. Legen Sie die rechte Hand auf das linke Ohr, ziehen Sie den Kopf sehr sanft nach rechts wie in Abbildung 21. Führen Sie den linken Arm in einem weiten Bogen zur linken Seite. Die Handfläche zeigt dabei nach außen. Halten Sie die linke Hand nach oben abgewinkelt, die Finger sind gespreizt. Die Dehnung wieder 20 bis 60 Sekunden halten. Entspannen Sie sich danach.

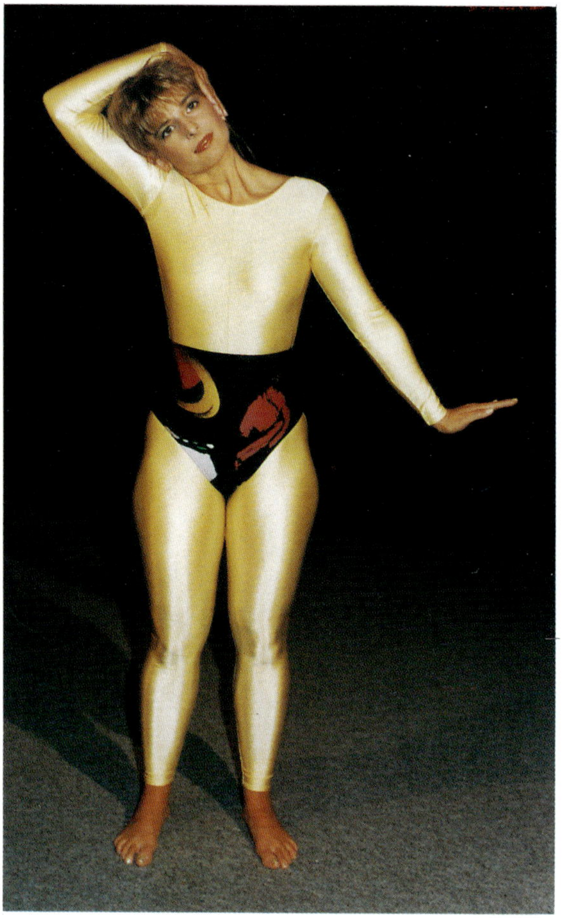

21

Wichtig: Überschreiten Sie niemals die eigene Belastungsgrenze. Dehnen Sie nur so weit, wie es Ihre Beweglichkeit erlaubt. Diese Übungsfolge gehört zusammen und ist aufeinander abgestimmt. Verändern Sie deshalb nicht die Reihenfolge der drei hier vorgestellten Übungen.

Ausführung: Lösen Sie die rechte Hand vom linken Ohr. Führen Sie den rechten Arm in weitem Bogen abwärts. Beide Arme hängen herab, sie sind entspannt oder gespreizt wie auf der Abbildung 21 der linke Arm. Bei gedehntem Nacken beugen Sie jetzt den Kopf nach vorn. Den Kopf nun zur linken und rechten Schulter langsam hochdehnen und dabei den Blick mitnehmen. Wiederholen Sie das Drehen zu jeder Seite drei- bis fünfmal. Heben Sie dann den Kopf wieder an. Dehnen Sie den Nacken durch Hinausschieben des Hinterkopfes. Das Kinn zieht dabei in Richtung Hals, ohne den Kopf zu beugen. Entspannen Sie sich. Wiederholen Sie die Übungsreihe zur anderen Seite.

Chiro-Gymnastik

Ziel dieser Übung ist die Lockerung der verkrampften Schulter- und Nackenmuskulatur sowie die Mobilisierung der behinderten Gelenkmechanik.

Ausführung: Sie stehen aufrecht mit leicht gegrätschten Beinen. Bauen Sie die Grundspannung für die aktive Haltung auf. Sie heben den linken Arm gestreckt an. Gleichzeitig drehen Sie den Kopf nach links und blicken zur linken Schulter wie in Abbildung 22.

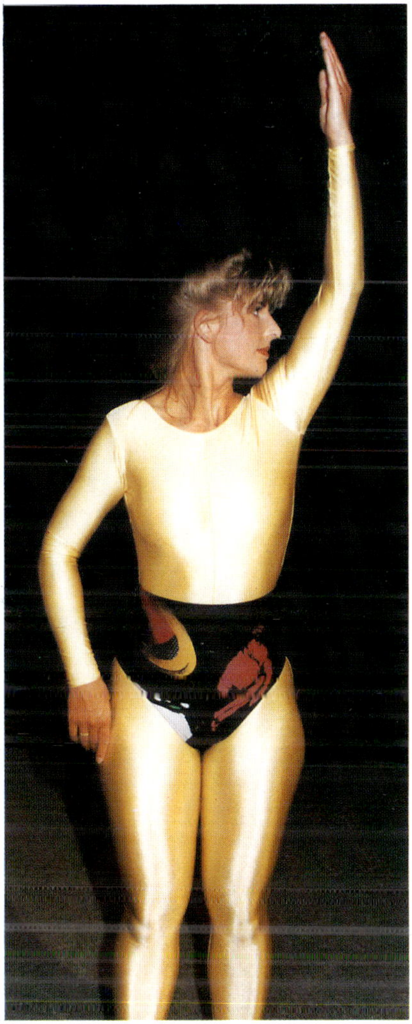

22

Führen Sie den linken Arm gestreckt nach vorne abwärts, und drehen Sie gleichzeitig den Kopf nach rechts wie in Abbildung 23. Der Blick geht dementsprechend zur rechten Schulter.

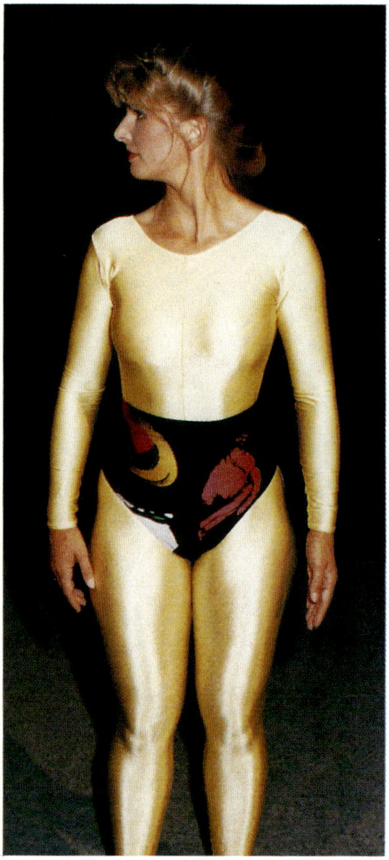

23

Führen Sie nun den linken Arm in weitem Bogen rückwärts hoch, und drehen Sie dabei den Kopf wieder nach links. Wiederholen Sie diese Übung mit dem linken Arm vier- bis sechsmal, dann wechseln Sie den Arm.

So atmen Sie richtig: Atmen Sie ruhig und gleichmäßig. Ihr Atem sollte sich dem Rhythmus der Übung anpassen.

Variation: Die gleiche Übung kann auch mit der Rückwärtsdrehung des Armes durchgeführt werden.

Tip: Diese Übung sollten Sie möglichst in eine Übungsreihe einbauen. Der Körper sollte für chirogymnastische Übungen unbedingt vorgewärmt sein.

Autofahrer-Übung

Ziel dieser Übung ist die Entstauung des Nackengebietes, freies Durchatmen sowie die Lösung von Energieblockaden, Druckgefühlen und Beklemmungen durch Abspannen des Brustkorbs.

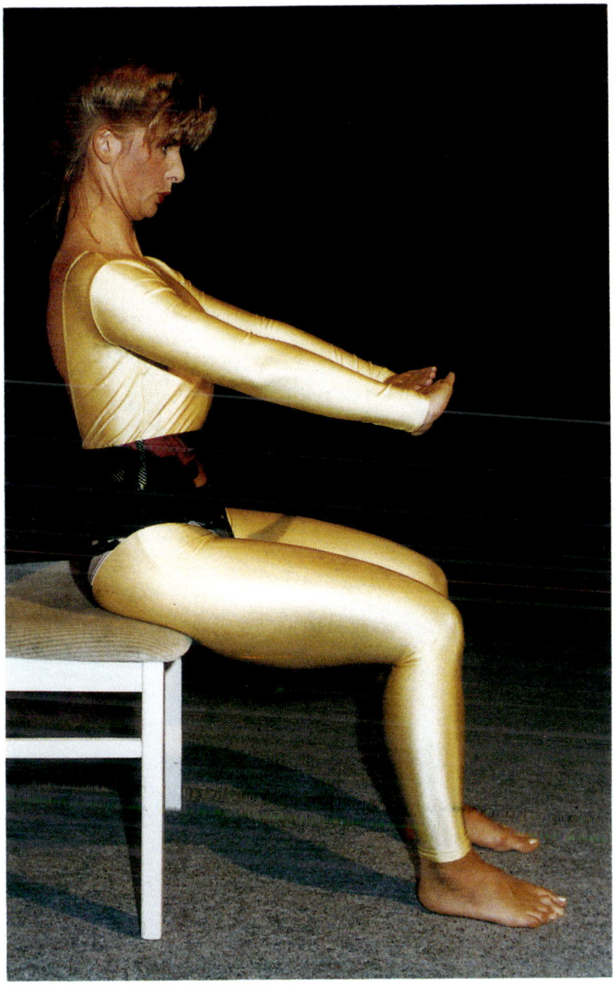

24

Ausführung: Sie sitzen oder stehen, ganz wie es Ihnen lieber ist. Bauen Sie die Grundspannung durch Fußdruck zum Boden auf. Strecken Sie beide Arme nach vorne aus. Winkeln Sie dabei die Hände nach innen ab, die Handflächen zeigen nach außen. Stellen Sie sich vor, etwas Schweres wegzuschieben. Richten Sie den Brustkorb auf, und ziehen Sie die Schultern zurück. Ziehen Sie den Bauchnabel ein, und aktivieren Sie die Bauchmuskeln. Dehnen Sie den Nacken, indem Sie das Kinn zum Hals ziehen, ohne den Kopf zu beugen. Nun schieben Sie Ihr Kinn weit nach vorne und beugen dabei ausatmend den Kopf nach unten bis nahe an das Brustbein. Beachten Sie hierzu Abbildung 24. Einatmend heben Sie den Kopf wieder an, dabei bleibt das Kinn am Hals, bis der Kopf gerade aufgerichtet ist.

So atmen Sie richtig: Als Gegendruck für die Hände können Sie auch eine Wand oder eine Tischkante nehmen oder in der Pause beim Autofahren gegen das Lenkrad drücken. Diese Übung hat sich hierbei bestens bewährt. Ihre Haltung stabilisiert sich, wenn Sie Ihren Rücken dabei fest gegen die Rückenlehne drücken. Mit Zischlauten auf S, Sch oder ß – oder mit spitzen Lippen auf Ffff, das entstaut und reinigt und entlüftet die Lunge.

Entspannungsübung zur Körperwahrnehmung im Hals-Nacken-Schulter-Bereich

Ausgangshaltung: Setzen Sie sich breitbeinig auf einen Stuhl, halten Sie Ihren Oberkörper aufrecht wie ein Reiter auf seinem Pferd. Legen Sie Ihre Hände locker in den Schoß. Stellen Sie sich vor, Sie halten die Zügel in der Hand. Ihre Schultern bewahren das Gleichgewicht. Ihr Kopf hat eine stolze Haltung, mit langem Nacken und eingezogenem Kinn.

Übung 1: Drehen Sie nun Ihren Kopf leicht und ganz ohne Druck zur rechten Schulter. Schauen Sie über die Schulter zum Boden. Während Sie langsam ausatmen, lösen Sie in Ihren Schultern noch vorhandene Anspannungen. Bleiben Sie in dieser Position. Atmen Sie nun ruhig und gelassen weiter. Versuchen Sie, sich trotz der aufrechten Haltung ganz zu entspannen. Das wird Ihnen gelingen, wenn Sie jetzt Ihr Gesicht entspannen und die Augen weich schließen, drei bis fünf Atemzüge so bleiben und alle Empfindungen, die sich einstellen, wahrnehmen. Anschließend drehen Sie Ihren Kopf locker, aber mit stolzer Haltung zur linken Schulter, lösen wieder alle Spannungen und bleiben drei bis fünf langsame und ruhige Atemzüge lang in dieser Position.

Übung 2: Die Ausgangshaltung bleibt die gleiche. Stellen Sie sich vor, Ihr Kopf ist eine reife Ähre, die im Sommerwind hin und her schaukelt, nach links auf die Schulter und nach rechts. Lassen Sie eine ganz leichte, sanfte Schaukelbewegung daraus werden. Registrieren Sie wieder alle Empfindungen.

Übung 3: Schieben Sie Ihr Kinn weit nach vorne, und ziehen Sie es wieder dicht an den Hals, ohne den Kopf zu beugen. Legen Sie dabei eine Hand auf Ihr Brustbeinende, damit Sie dessen Auf- und Abbewegungen erspüren können. Spüren Sie nach, lassen Sie sich Zeit, die Entspannung auch wahrzunehmen.

Üben Sie langsam, damit Sie wahrnehmen können, wie sich Ihr Körper während der Bewegungen verhält.

Wenn der obere Rücken schmerzt: Die Brustwirbelsäule

Es ist ein natürlicher Vorgang, daß die Elastizität nachläßt, wenn wir älter werden. Bei den Gelenken werden die Knorpelüberzüge weniger belastbar, bekommen Schäden, Knochenkanten werden breiter und uneben, Bänder und Sehnen spröder und weniger dehnbar. Wir weichen den Schmerzen aus, bringen die Gelenke in Schonhaltung und bewegen uns dementsprechend wenig oder vorsichtig. Doch wer rastet, der rostet, dies gilt für jung und alt.

Eine kräftige und trainierte Rückenmuskulatur und rückengerechtes Verhalten sind in der Lage, eine Schutzfunktion zu übernehmen, indem sie die betroffenen Bewegungssegmente stabilisieren, die Belastung der Bandscheiben und Wirbelgelenke herabsetzen und somit Rückenschmerzen verhindern.

An der Brustwirbelsäule gibt es neben den eigentlichen Wirbelgelenken noch Wirbelrippengelenke. Auch hier können degenerativ bedingte Schmerzen entstehen, die sich häufig durch tiefe Atemzüge verstärken und wie ein Reifen den Brustkorb einengen. Oder es kommt zur Reizung der Zwischenrippennerven, die einen positionsabhängigen ausstrahlenden Schmerz vom Rücken in die Brust hervorrufen.

Die nachfolgenden funktionellen Wirbelsäulengymnastikübungen trainieren deshalb neben der Haltungskorrektur im wesentlichen die in der Regel schwach ausgeprägte Streckmuskulatur, sowie die geschwächte Brustmuskulatur. Fast alle Übungen können ohne Aufwand in den Alltag integriert werden.

Wir werden beweglicher

Ziel der Übung ist die Dehnung der vorderen Rumpfwand. Die durch Fehlhaltung zur Verkürzung neigende Muskulatur wird gedehnt und in eine natürliche Länge gebracht.

Ausführung: Sie sitzen in einer bequemen Sitzhaltung auf einem Stuhl, einem Sessel oder einer Couch. Lehnen Sie sich fest an die Rückenlehne an. Stellen Sie die Grundspannung her (Beinspannung und Beckenaufrichtung). Heben Sie nun den rechten Arm gestreckt hoch bis weit hinter den Kopf, schauen Sie ihm nach. Dabei dehnen Sie sich weit nach hinten über die Rückenlehne. Senken Sie den rechten Arm wieder, und heben Sie den linken Arm gestreckt hoch. Drükken Sie mit der Handfläche nach oben und spreizen Sie die Finger. Senken Sie den linken Arm, und wiederholen Sie die Bewegung mit beiden Armen. Zur Orientierung beachten Sie Abbildung 25. Diese Übung ist beliebig oft zu wiederholen.

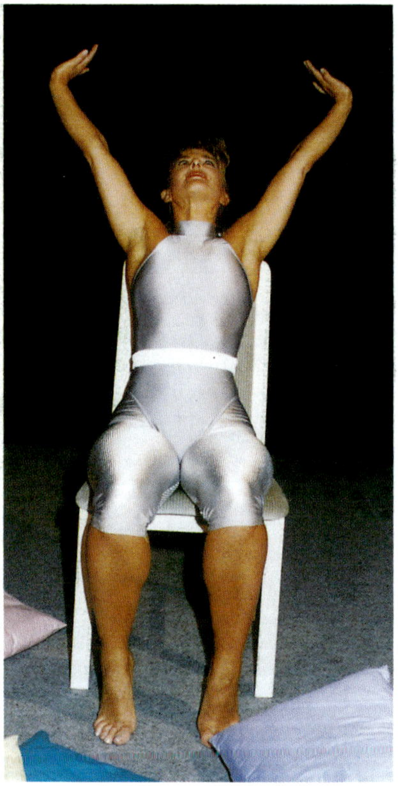

25

So atmen Sie richtig: Atmen Sie aus, während Sie die Arme heben und sich dehnen. Atmen Sie ein, wenn Sie oben sind, und senken Sie dann die Arme. Unten einatmen und wiederholen.

Den Brustkorb abspannen

Ziel dieser Übung ist die Abspannung des Brustkorbs. Das befreit das Herz von Druckgefühlen.

Ausführung: Sie sitzen oder stehen. Heben Sie Ihre Arme angewinkelt so vor die Brust, daß beide Hände mit den Fingerspitzen zueinanderzeigen. Drehen Sie jetzt eine Hand um, so daß beide Handflächen zueinanderzeigen. Nun können Sie die Fingerspitzen ineinander fest verhaken. Ziehen Sie nun Ihre Hände und Arme kräftig auseinander wie in Abbildung 26. Dabei dürfen sich die Finger nicht voneinander lösen. Halten Sie bei ruhiger und gleichmäßiger Atmung die Hände etwa 20 bis 30 Sekunden lang. Die Übung kann drei- bis fünfmal wiederholt werden.

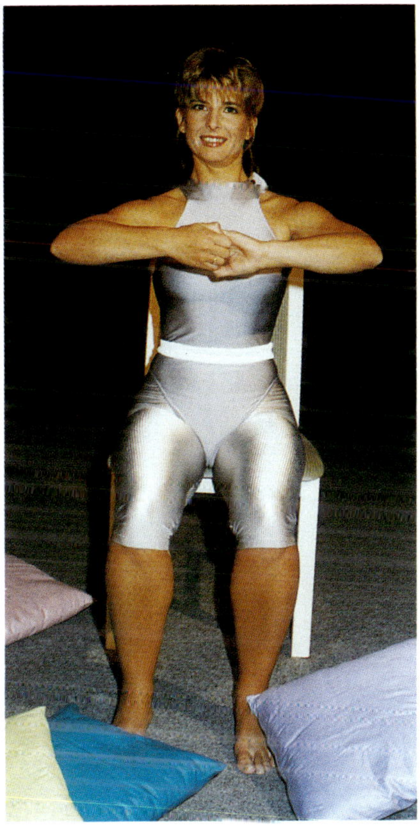

26

Händedruckvariationen

Ziel dieser Übung ist die Kräftigung der Brustmuskulatur.

Ausführung: Sie sitzen, stehen oder knien. Heben Sie Ihre Arme angewinkelt vor die Brust. Legen Sie beide Handflächen verkreuzt aufeinander, und führen Sie einen kräftigen Händedruck aus. Sanft beginnen und dann den Druck steigern. Danach den Druck wieder lösen.

So atmen Sie richtig: Einatmen während des Druckes. Ausatmen während des Lösens. Das Ausatmen auf einen Zischlaut reinigt und entstaut den Brustraum. Führen Sie diese Übung dreimal aus.

Variationen: Heben Sie Ihre angewinkelten Arme höher, so daß die Hände vor Ihrem Gesicht stehen.

Heben Sie Ihre Arme hoch über Ihren Kopf, und führen Sie hier den kraftvollen Händedruck aus. Beachten Sie zur Orientierung Abbildung 27.

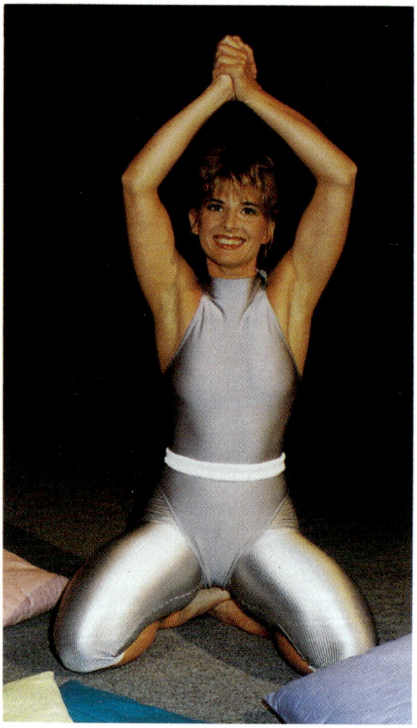

27

Tip: Die Atmung kann man auch verändern: Während des Einatmens können Sie den Händedruck lösen, und während des Ausatmens können Sie den Druck steigern. Diese Atemweise löst eine sehr kräftige Einatembewegung aus. Die Druckspannung kann länger anhalten, etwa 15 bis 20 Sekunden, dabei sollten Sie normal weiter atmen.

Gegendruck der Hände hinter dem Rücken

Ziel dieser Übung ist die Dehnung der Brustmuskulatur, die Entspannung und bessere Durchblutung des Schulter- und Brustwirbelsäulenbereiches sowie eine Haltungskorrektur.

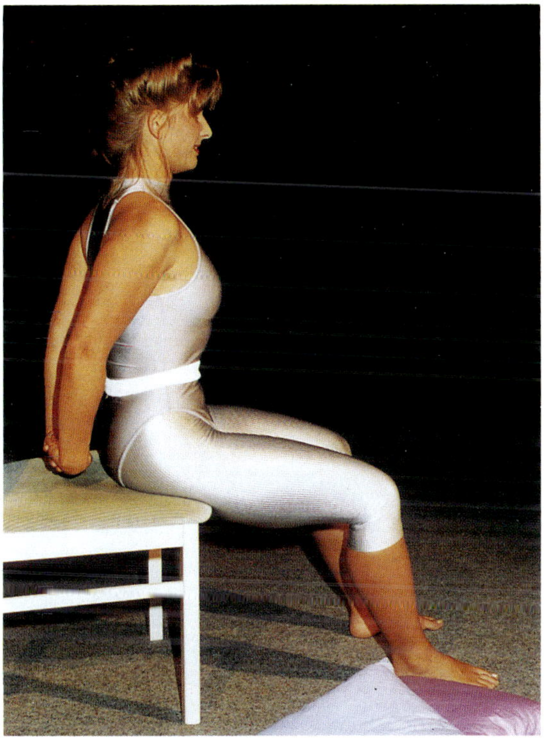

28

Ausführung: In sitzender Haltung bauen Sie die Grundspannung auf. Halten Sie den Rücken gerade. Führen Sie Ihre Arme hinter den Rücken, legen Sie die Hände auf der Sitzfläche ineinander, und drücken Sie die Hände gegeneinander wie in Abbildung 28. Halten Sie den Anspannungsdruck 20 bis 30 Sekunden an. Sie können die Übung drei- bis fünfmal wiederholen.

So atmen Sie richtig: Tief und voll einatmen, den Brustkorb dabei dehnen und weiten, mit spitzen Lippen langsam ausatmen auf „Ffff". Dabei das Brustbein oben halten und den Brustkorb nur im unteren Rippenring verengen.

Variation: Bei gehaltener Druckspannung heben Sie Ihre Arme im Rücken so weit wie möglich hoch, 20 Sekunden sollten Sie diese Position halten.

Wichtig: Wenn Sie die Hände lösen und die Arme senken, um sich zu entspannen, tun Sie das bitte sehr behutsam, um Schmerzen zu vermeiden. Bleiben Sie auch, während Sie sich entspannen, unbedingt aufgerichtet. Das heißt immer: aufgerichtetes Becken und aufgerichteter Brustkorb. Lernen Sie, sich in dieser Haltung zu entspannen (Körperwahrnehmung).

Pendelschwünge

Ziel dieser Übung ist Lockerung und Entspannung. Das macht beweglich und fördert die Dehnbereitschaft der Rumpfmuskulatur.

Ausführung: Sie stehen aufrecht mit leicht gegrätschten Beinen und bauen die Grundspannung auf. Stabilisieren Sie das Becken, wie Sie es am Beginn des Buches gelernt haben und wie es in Abbildung 29 dargestellt ist.

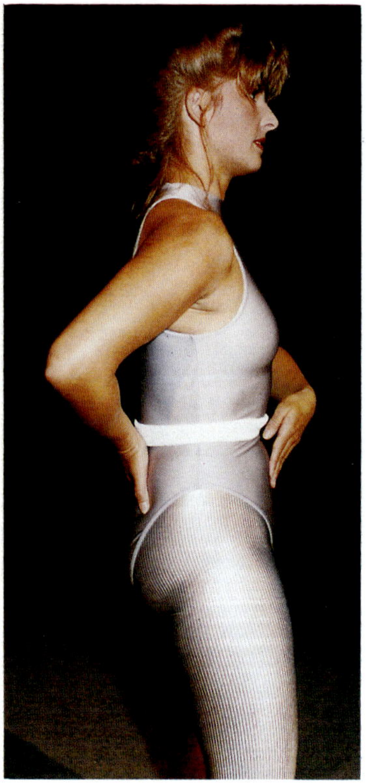

29

Die Knie sind leicht nach außen in Richtung Fußspitzen gebeugt. Beginnen Sie mit langsamen Armschwüngen beider Arme nach rechts und nach links wie in Abbildung 30. Bei stabiler Grundhaltung beziehen Sie nun den Kopf und den Oberkörper in das Schwingen mit ein. Zehn- bis 15mal nach jeder Seite sind genug.

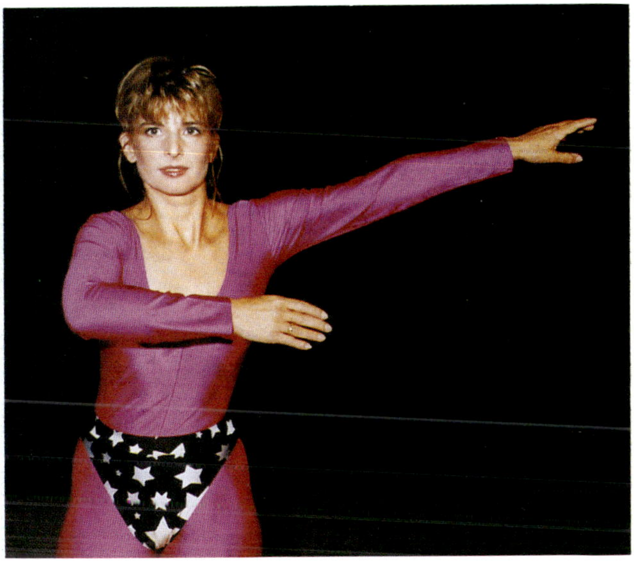

30

So atmen Sie richtig: Lassen Sie die Atmung sich den Bewegungen anpassen. Der Körper findet von alleine den richtigen Rhythmus.

Rumpfseitendehnung

Ziel dieser Übung ist die Lockerung und eine bessere Beweglichkeit sowie die Mobilisierung der Wirbelsäule.

Ausführung: Führen Sie die folgende Übung immer nach der vorhergegangenen aus. Sie vertieft die lockernde Wirkung der ersten Übung ganz erheblich. Aus dem Schwung heraus bleiben Sie zur rechten Seite gebeugt stehen, der linke Arm zeigt gestreckt zur rechten Seite, den rechten Arm führen Sie gestreckt hinter den Rücken nach links. Nun den Oberkörper zur linken Seite beugen und dehnen, der rechte Arm zieht weit über dem Kopf zur linken Seite, der linke Arm (nun vor dem Körper) zeigt zur rechten Seite. Beachten Sie zur Orientierung Abbildung 31. Lassen Sie die Seitdehnungen harmonisch fließend ineinander übergehen. Also: langsame Bewegungen!

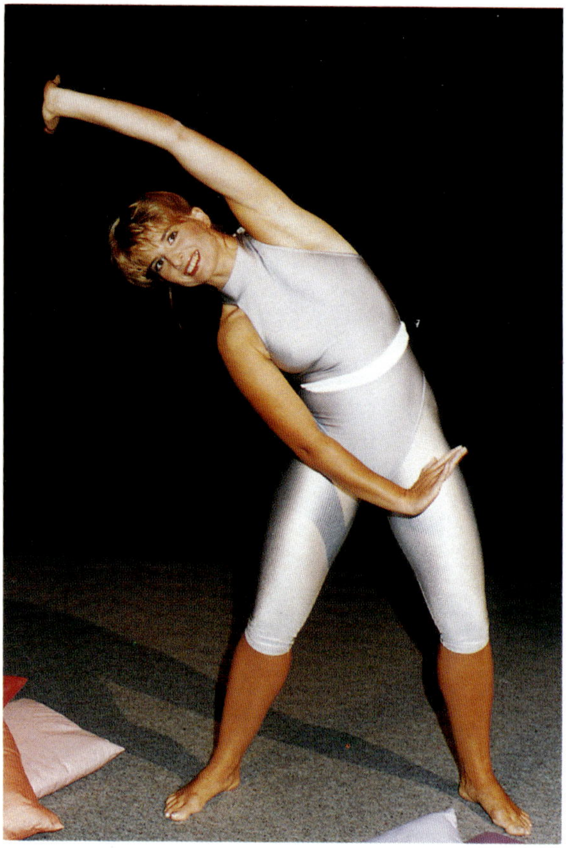
31

Tip: Winkeln Sie die Hände im Handgelenk während der Dehnung so ab, als ob Sie etwas wegschieben wollten, dies verstärkt die Seitdehnungswirkung.

Beenden Sie die Übung durch ein Hochstrecken der Arme mit angewinkelten Händen (Sie schieben etwas Schweres nach oben). Schauen Sie den Armen und Händen dabei mit leicht zurückgelegtem Kopf nach. Nun senken Sie die Arme in weitem Bogen wieder abwärts, kreuzen sie vor dem Körper und enden in einer liebevollen Umarmung. Ihre Hände umfassen dabei die Schultern. Lassen Sie den Kopf nach vorn sinken. Entspannen Sie sich.

Seitdehnung aus dem Kniestand

Ziel dieser Übung ist eine Dehnung der seitlichen Rumpfmuskulatur sowie die Entspannung und Mobilisierung der Zwischenrippenmuskulatur (Atemhilfsmuskulatur).

Ausführung: Sie knien auf dem Boden. Setzen Sie das linke Bein angewinkelt zur Seite auf, und bauen Sie die Grundspannung auf, stabilisieren Sie das Bekken. Lehnen Sie den linken Unterarm auf den linken Unterschenkel. Strecken Sie den rechten Arm weit nach oben aus wie in Abbildung 32, und schauen Sie ihm dann nach. Ziehen Sie sich aus der Taille heraus nach oben, und beugen Sie sich weit zur linken Seite. Behalten Sie diese Stellung mindestens 20 bis 30 Sekunden bei. Dann wechseln Sie die Seiten.

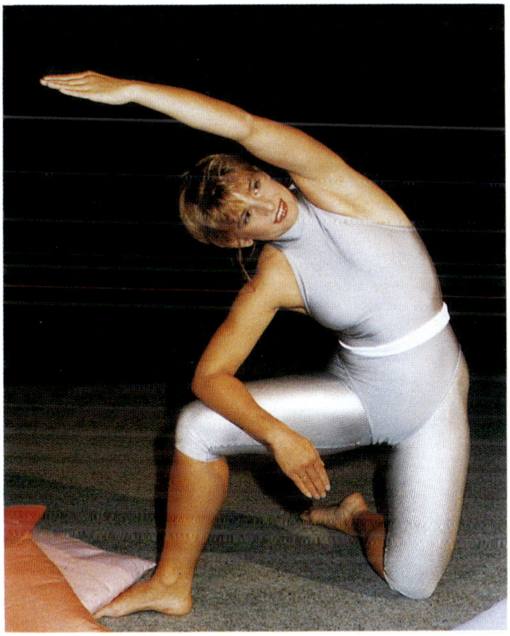

32

Wichtig: Die Grundspannung sowie die Armspannung während des Übens unbedingt erhalten.

Variation zur Weitung des Brustraumes: Senken Sie den rechten Arm auf Schulterhöhe, und breiten Sie ihn zur Seite aus. Drehen Sie sich mit aufgerichtetem Oberkörper und nach hinten abgesenkten Schultern nach rechts hinten. Behalten Sie auch diese Stellung 20 bis 30 Sekunden lang bei, dann wechseln Sie die Seiten. Dabei ruhig weiteratmen.

Brustdehnung in Bauchlage

Mit dieser Übung beginnt eine Reihe von Übungen, die hintereinander ausgeführt sich in ihrer rückenstärkenden Wirkung ergänzen. Ziel dieser Übungen ist die Entwicklung der Körperspannung und die Kräftigung der rückwärtigen Schultermuskulatur zur Vermeidung eines Rundrückens und einer eingefallenen Brust.

Ausführung: Sie liegen auf dem Bauch. Bauen Sie Ihre Grundspannung auf: Gesäßmuskeln anspannen, Bauch und Leisten drücken zum Boden. Setzen Sie Ihre Zehenspitzen mit gedehnten Fersen auf. Setzen Sie beide Hände etwas außerhalb der Schulter auf den Boden. Legen Sie Ihre Stirn auf den Boden, das Kinn ist dabei eng an den Hals gezogen, das erleichtert das Atmen. Heben Sie nun Ihre Ellenbogen nach oben an, und pressen Sie Ihre Schulterblätter kräftig gegen die Wirbelsäule. Bei gehaltener Spannung heben Sie den Kopf und die Schultern an wie in Abbildung 33. 20 bis 30 Sekunden lang sollten Sie diese Stellung beibehalten.

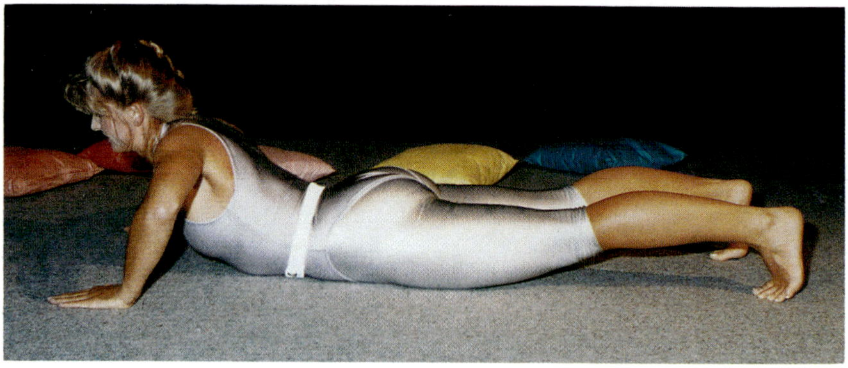

33

So atmen Sie richtig: Bei leicht angezogenem Kinn und entspanntem Gesichtsausdruck atmen Sie ruhig und gleichmäßig durch die Nase.

Tip: Bei dieser Übung beachten Sie bitte unbedingt Ihre Belastungs- und Leistungsgrenze.

Armstreckung nach hinten in Bauchlage

Ziel dieser Übung ist die Kräftigung der Rückenmuskulatur.

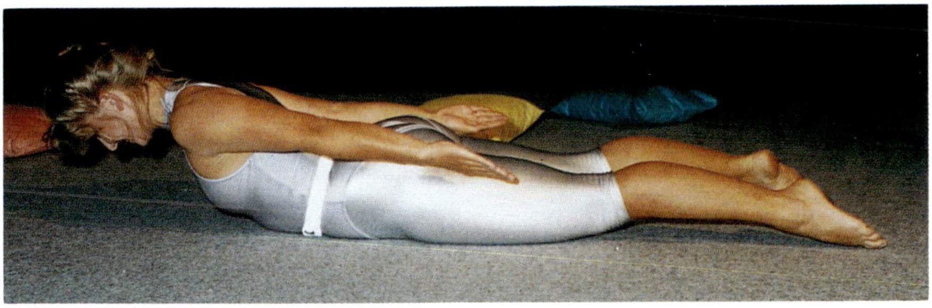

34

Ausführung: Sie liegen auf dem Bauch. Die Ausgangsposition ist die gleiche wie bei der vorausgegangenen Übung. Die Grundspannung wird aufgebaut, die Leisten drücken zum Boden. Führen Sie die Arme nach hinten, strecken Sie sie durch, die Handflächen zeigen nach oben. Bei gehaltener Grundspannung heben Sie nun Ihre Arme an. Dann werden auch der Kopf und die Schultern angehoben, Sie sehen das in Abbildung 34. Bleiben Sie etwa 20 bis 30 Sekunden lang in dieser Haltung. Entspannen Sie sich danach in der Bauchlage.

Vierfüßlerhaltung mit Katzenbuckel

Ziel dieser Übung ist die gleichzeitige Kräftigung von Rücken- und Bauchmuskeln und die Beweglichkeit der Wirbelsäule.

Ausführung: Ausgangshaltung ist die Bauchlage der vorhergehenden Übung. Setzen Sie die Hände außerhalb der Schultern auf den Boden. Heben Sie Ihr Gesäß hoch zum Vierfüßlerstand. Die Hände bleiben an ihrem Platz, die Arme sind gestreckt. Bauen Sie durch Druck zum Boden die Grundspannung auf. Wölben Sie den Rücken hoch zum Katzenbuckel wie in Abbildung 35. Bleiben Sie 15 bis 20 Sekunden lang in dieser Haltung.

Blicken Sie dabei zu Ihrer Brust, zu Ihrem Bauch und an den Oberschenkeln entlang zu den Knien.

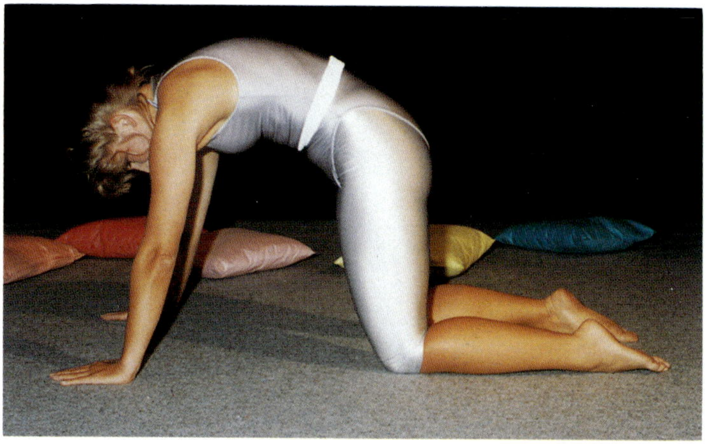

35

So atmen Sie richtig: Langsames Ausatmen mit Zischlauten und den Bauch dabei stark nach innen ziehen hat eine verdauungsfördernde Wirkung.

Rutschhalte

Ziel dieser Übung ist die Rückendehnung und Entspannung. Dehnungen fördern die Durchblutung und helfen, Muskelkater zu vermeiden.

Ausführung: Ausgangshaltung ist der Katzenbuckel. Setzen Sie sich weit nach hinten auf die Fersen. Die Arme bleiben lang gestreckt. Die Unterarme liegen am Boden, die Stirn ist am Boden. Öffnen Sie Ihre Knie etwas breiter als die Hüften. Entspannen Sie Ihren Rücken etwa 20 bis 30 Sekunden lang. Wie entspannend diese Haltung ist, sehen Sie in Abbildung 36.

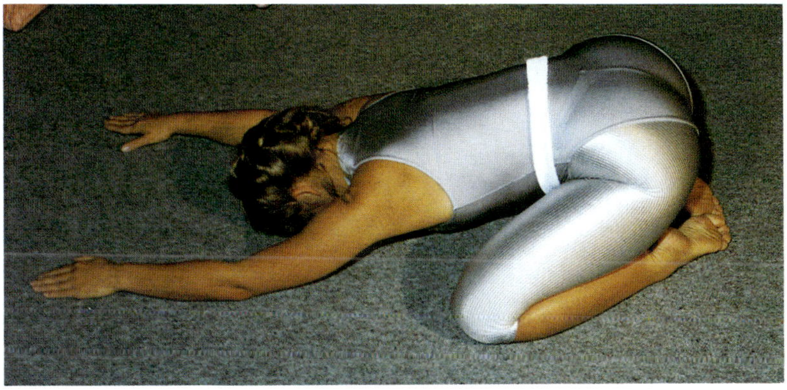

36

So atmen Sie richtig: Atmen Sie dabei ruhig und gleichmäßig tief nach unten in den Bauch.

Armstreckung aus dem Fersensitz

Ziel dieser Übung ist die Streckung der Brustwirbelsäule und die Kräftigung der Rückenmuskulatur des Brustwirbelsäulenbereichs.

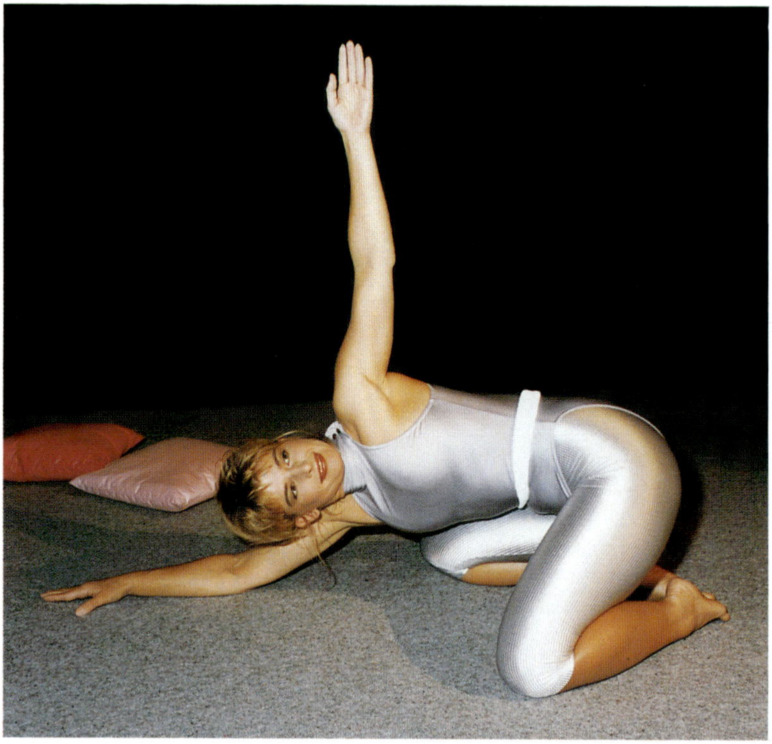

37

Ausführung: Ausgangshaltung ist die Rutschhalte. Halten Sie Ihr Brustbein nahe am Boden. Heben Sie aus dieser Position den rechten Arm langsam hoch. Strecken Sie ihn durch, und ziehen Sie die Fingerspitzen zur Decke hoch. Drehen Sie Ihren Kopf mit, und schauen Sie dem Arm nach wie in Abbildung 37. Dabei halten Sie Ihr Kinn nahe am Hals, sonst wird die Halswirbelsäule zu sehr belastet. 15 bis 20 Sekunden sollten Sie die Stellung beibehalten. Senken Sie dann den rechten Arm. Entspannen Sie sich in der Rutschhalte, bevor Sie mit dem anderen Arm weiterüben.

So atmen Sie richtig: Mit entspanntem Gesichtsausdruck üben bewirkt automatisch die Bauchatmung, so fällt die Übung leichter.

Variation: Abwechselnd in einem ruhigen Atemrhythmus die Arme heben und senken, und zwar zehn- bis 15mal zu jeder Seite. In der Entspannungshaltung das Gewicht abwechselnd auf den rechten oder linken Arm verlagern. Die Dehnung verlagert sich auf die seitlichen Rumpfpartien.

Seitdrehung aus dem Fersensitz

Ziel dieser Übung ist eine Brustkorberweiterung und Haltungskorrektur.

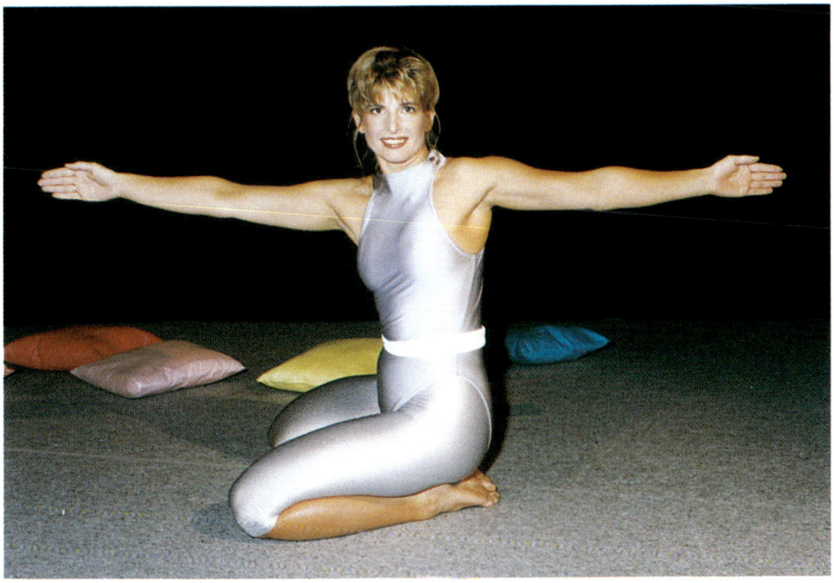

38

Ausführung: Ausgangshaltung ist der Fersensitz. Sie sitzen bei weit geöffneten Knien auf Ihren Fersen. Richten Sie den Oberkörper gerade auf, bauen Sie durch leichten Druck der Knie zum Boden die Grundspannung auf. Das Bekken stabilisieren Sie wie gewohnt. Breiten Sie beide Arme in Schulterhöhe aus. Die Schultern locker halten. Der Kopf schaut geradeaus. Drehen Sie sich in aufgerichteter Haltung langsam weit nach rechts wie in Abbildung 38. Die Arme bleiben weit ausgebreitet. Verhalten Sie in dieser Stellung zehn bis 15 Sekunden, dann drehen Sie sich langsam wieder nach vorne und wiederholen die Drehung nach links.

Variation: Die Übung in einen langsam fließenden Drehrhythmus nach rechts und links übergehen lassen.

Tip: Falls es Ihnen Schwierigkeiten macht, auf den Fersen zu sitzen, üben Sie im Kniestand.

Entspannung rundet das Üben ab

Der Übungsblock ist zu Ende. Entspannen Sie sich nun in der Rückenlage. Eine kleine Übung leitet die Entspannungsphase ein: Ziehen Sie beide Knie auf den Bauch. Umfassen Sie mit jeder Hand ein Knie, und ziehen Sie mit Ihren Knien kleine Kreise nach rechts und nach links. Wiegen Sie sich anschließend noch einige Zeit behutsam nach rechts und links. Das tut dem Rücken außerordentlich gut, massiert die Rückenmuskulatur und leitet die Erholungsphase ein, die Sie dann flach auf dem Rücken liegend genießen können.

Körperwahrnehmungsübung: Atemraumerleben

Legen Sie sich auf den Rücken, unterpolstern Sie Ihren Kopf mit einem kleinen Kissen und lesen Sie sich zunächst in diese Übung ein. Später können Sie sie gedanklich nachvollziehen. Entspannen Sie sich. Entspannen Sie Ihre Arme: Sie werden ganz schwer. Entspannen Sie Ihre Beine: Sie werden ganz schwer. Entspannen Sie Ihren Bauch: Er wird angenehm warm. Entspannen Sie Ihren Kopf: Er wird klar, Ihr Geist wird ruhig. Lenken Sie nun Ihre Aufmerksamkeit auf Ihren Brustraum. Spüren Sie den Atembewegungen darin nach. Erleben Sie sich in jeder langsam und intensiv geführten Einatmung in der gesamten rechten Brustseite, im rechten Achsel-Schulter-Bereich, im rechten oberen Rükken, im rechten unteren Rücken, im rechten oberen Brustraum, im rechten unteren Brustraum.

Stellen Sie nun erst einmal den Unterschied zur linken Seite fest, Sie werden darüber erstaunt sein. Nun erleben Sie die Einatembewegung in der gesamten linken Brustseite, im linken Achsel-Schulter-Bereich, im linken oberen Rükken, im linken unteren Rücken, im linken oberen Brustraum, im linken unteren Brustraum.

Zum Einatmen gehört auch das Ausatmen. Atmen Sie langsam und ganz bewußt aus, und erleben Sie das Abgeben und Loslassen nach den Anweisungen der ersten Übung in der gesamten rechten Brustseite. Danach in der gesamten linken Brustseite. Beachten Sie den Unterschied.

Nehmen Sie sich dafür Zeit, und beenden Sie diese Übung mit der Vorstellung: „Es atmet mich." Atmen Sie ohne gedankliche Führung, lassen Sie alle Gedanken los, und vertrauen Sie sich Ihrem Körper an. Lassen Sie ihn atmen, lassen Sie „es" atmen.

Funktionelle Gymnastik für die Lendenwirbelsäule

Das tägliche Heben, Bücken, Drehen, ja das einfache Sich-aufrecht-Halten gibt den Muskelsträngen beiderseits der Wirbelsäule Spannkraft. Verspannungen und Verkrampfungen der Rückenmuskulatur können diese Muskeln versteifen, und die Bewegung der Wirbelsäule ist dann schmerzhaft eingeschränkt. Eine gravierende Schwäche dieser Muskeln ist aber durch das tägliche Bewegen kaum zu befürchten.

Von den Bauchmuskeln kann man das nicht sagen, sie werden leicht schlaff und verlieren damit ihre stützende Funktion. Eine schlechte Haltung und Übergewicht, vielleicht ein Hang zum „Bäuchlein" unterstützen dies. Die Lendenwirbelsäule verliert ihren Halt, und es entsteht ein Hohlkreuz.

Nun sollen die Rückenmuskeln allein die Wirbelsäule stabilisieren. Sie können das nur kurze Zeit verkraften. Die Belastung wird zu groß, und wir bekommen Rückenschmerzen. Wie läßt sich das am schnellsten wieder in Ordnung bringen? Durch eine Haltungskorrektur und das sinnvolle Stärken der Bauchmuskulatur!

Die Lendenwirbelsäule besteht aus großen, stabilen Wirbelkörpern, die ausgeprägte Querfortsätze aufweisen. Hier zeigen sich die stärksten Abnutzungserscheinungen besonders, wo aus dem Rückenmark der rechte und linke Ischias-Nerv mit den dazugehörigen Wurzeln entspringt. Verkrampfte Streckmuskeln sowie hoher Belastungsdruck können zum schmerzhaften Bandscheibenvorfall führen. Ebenso schmerzhaft können sich Dickdarmentzündungen oder Entzündungen im Uro-Genital-Bereich auswirken.

Da die Stabilität weitgehend vom guten Zustand der Bauchmuskeln abhängt, handelt es sich bei dem nun folgenden Übungsprogramm um gezielte Übungen zur Stärkung und Kräftigung der Bauchmuskulatur. Vielen Beschwerden im Lendenwirbelsäulenbereich konnte durch ein systematisches Bauchmuskeltraining ein Ende bereitet werden.

Und wenn es nur ein paar Minuten täglich sind, die Sie üben, sie werden sich für Sie lohnen. Eine stabile Haltung ist Ihnen sicher.

Bauchmuskeltraining 1 mit dynamischem Fußeinsatz

Ziel dieser Übung ist die Kräftigung und Stärkung der Bauchmuskulatur und die Stabilisierung der Lendenwirbelsäule.

Ausführung: Sie sitzen mit schulterbreit aufgestellten Beinen. Umfassen Sie Ihre Knie mit Ihren Händen. Halten Sie Ihren Kopf ganz locker auf Ihren ebenfalls entspannten Schultern. Bauen Sie die Grundhaltung durch leichten Druck der Füße zum Boden auf.

Lassen Sie Ihre Schultern nun ganz entspannt hängen. Der Rücken wird ganz rund, die Brust sinkt ein. Winkeln Sie nun beide Füße nach oben an. Die Zehenspitzen ziehen in Richtung Zimmerdecke wie in Abbildung 39. Geben Sie mit Ihren Fersen einen leichten Druck zum Boden. Die Bauchmuskelspannung nimmt zu. Behalten Sie diese Stellung etwa 15 bis 20 Sekunden bei.

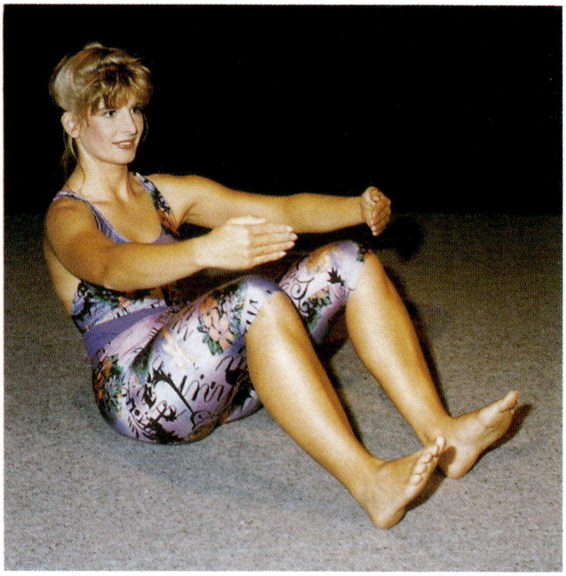

39

Variation: Beginnen Sie nach der Haltephase mit den Füßen auf und ab zu wippen, etwa 30- bis 50mal. Mit dynamischen Einsätzen verändern Sie die Hebelwirkung und damit die Anforderung. Eine höhere Beanspruchung macht leistungsfähiger.

So atmen Sie richtig: Vor allem in der statischen Haltephase nicht den Atem anhalten. In der dynamischen Phase mit Zischlauten ausatmen. Einatmen mit kräftiger Weitung im unteren Brustraum.

Tip: Lösen Sie während der Haltephase und auch während des Wippens Ihre Hände von den Knien wie in Abbildung 39. Die Anspannung wird stärker.

Entspannen Sie sich nach dem Üben, indem Sie den Oberkörper an die Oberschenkel anlehnen.

Bauchmuskeltraining 2

Ziel dieser Übung ist die Stärkung und Kräftigung der Bauchmuskeln, die Stabilisierung des Rückens und das Abspannen des Brustkorbs mit Vokalatem.

Ausführung: Sie nehmen eine Sitzhaltung mit schulterbreit aufgestellten Beinen ein. Verschränken Sie Ihre Arme. Richten Sie sich gerade auf. Bauen Sie die Grundspannung auf (leichter Fußdruck zum Boden wirkt schon beckenstabilisierend). Beugen Sie den Oberkörper vor, und legen Sie Ihre verschränkten Arme über die Knie. Lassen Sie den Kopf zu den Knien sinken (Ausgangsposition).

Nun lösen Sie sich mit verschränkten Armen von den Knien und beugen mit rundem Rücken den Oberkörper weit zurück. Erhalten Sie sich aber Ihre kräftige Bauchspannung, lassen Sie Ihre Schultern dabei locker. Beachten Sie zur Orientierung Abbildung 40. Nach einer Haltephase von zehn bis 20 Sekunden beugen Sie den Oberkörper wieder weit nach vorne und legen die verschränkten Arme wieder über Ihre Knie. Entspannen Sie sich in dieser Haltung, bevor Sie erneut den Oberkörper rückwärts beugen. Diese Übung sollten Sie fünf- bis zehnmal wiederholen.

So atmen Sie richtig: Wenn Sie mit der Haltephase trainieren, atmen Sie ruhig und gleichmäßig bei gehaltener Bauchspannung.

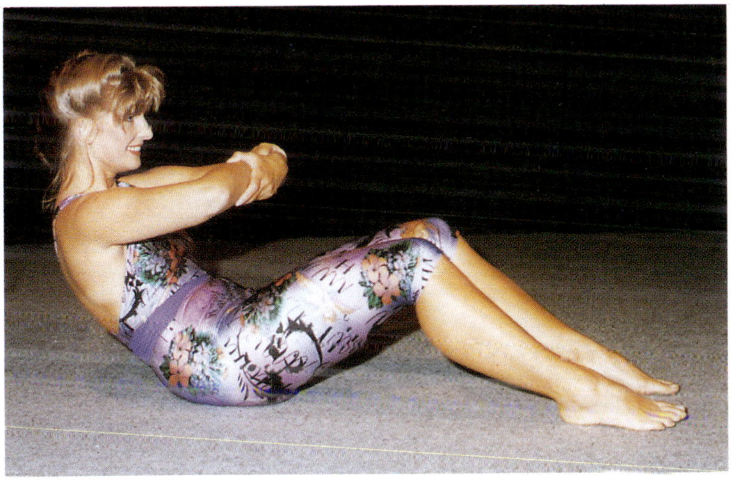

40

Wichtig: Beachten Sie beim Rückbeugen des Oberkörpers unbedingt die runde Rückenhaltung. Die Wirbelsäule wird entlastet und die Bauchmuskulatur aktiviert. (Das gilt auch für Übung 1.)

Katzenstreckung

Ziel dieser Übung ist eine größere Beweglichkeit, die Mobilisierung der Lendenwirbelsäule und die Anregung des Verdauungstraktes.

Ausführung: Sie knien mit aufgesetzten Händen (Vierfüßlerstand). Halten Sie die Ellenbogen leicht nach außen gedrückt. Bauen Sie nun die Grundspannung durch leichten Druck der Hände und Knie zum Boden auf. Der Rücken wird dabei gerade wie ein Tisch (Ausgangsposition). Stellen Sie sich vor, daß Sie sich von den Händen aus nach hinten über die Fersen schieben, gleichzeitig von den Füßen aus den Rumpf nach vorne zum Kopf schieben. Kurze Haltephase von fünf Sekunden. Runden Sie den Rücken nun zum Katzenbuckel wie in Abbildung 41. Kurze Haltephase von fünf Sekunden. Wiederholen Sie diese Bewegungen fünf- bis zehnmal im Wechsel. Halten Sie Ihr Kinn dabei nahe am Hals.

So atmen Sie richtig: Einatmen während der Tischhaltung. Ausatmen auf Zischlaute (reinigend) beim Katzenbuckel.

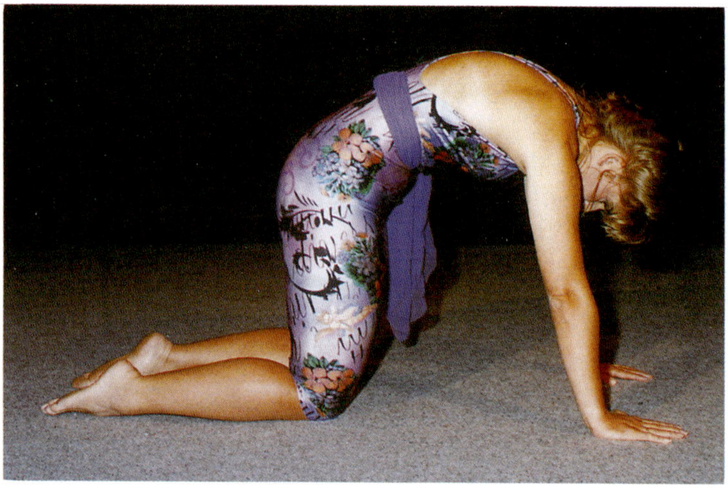

41

Tip: Entspannen Sie sich nach jeder Übungseinheit im Fersensitz. Sie setzen sich dabei weit nach hinten auf die Fersen, beugen sich nach vorne, setzen Ihre Fäuste hochkant übereinander, legen Ihre Stirne darauf und entspannen sich nun eine oder zwei Minuten lang. Dabei atmen Sie ruhig und gleichmäßig. Sollte Ihnen dieser Sitz unangenehm sein, können Sie sich auch in der Bauchlage entspannen.

Wiegeübung in Rückenlage

Ziel dieser Übung ist die Kräftigung von Bauch und Rückenmuskeln und eine Hohlkreuzkorrektur.

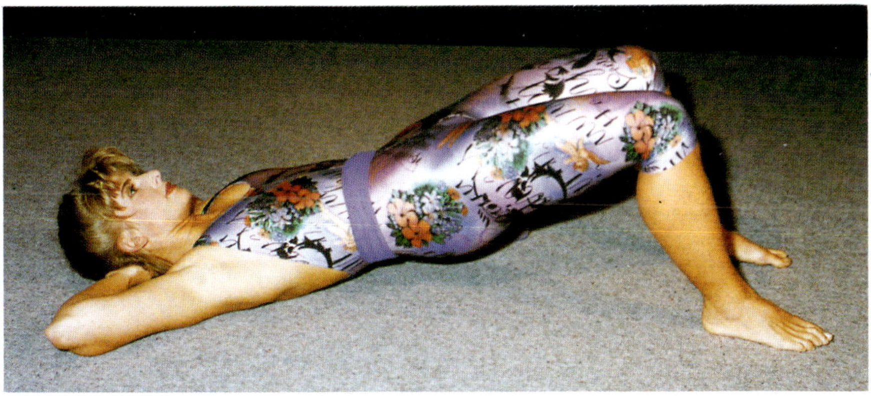

42

Ausführung: Sie liegen in Rückenlage mit aufgestellten Beinen. Halten Sie Ihre Hände übereinandergelegt unter Ihren Hinterkopf.

Becken anheben (Abbildung 42): Drücken Sie Ihre Ellenbogen zum Boden. Bauen Sie die Grundspannung im Becken auf, durch Fußdruck zum Boden. Heben Sie nun Ihr angespanntes Gesäß und Ihren Rücken vom Boden an. Weiten Sie dabei den Brustkorb.

Becken ablegen (Abbildung 43): Kopf, Schultergürtel und Ellenbogen anheben, dabei Brust einsinken lassen, Brustwirbelsäule ablegen, Bauchnabel einziehen, Lendenwirbelsäule ablegen. Jetzt erst legen Sie das noch angespannte Gesäß ab. Die Lendenwirbelsäule drückt fest an den Boden (kein Hohlkreuz!).

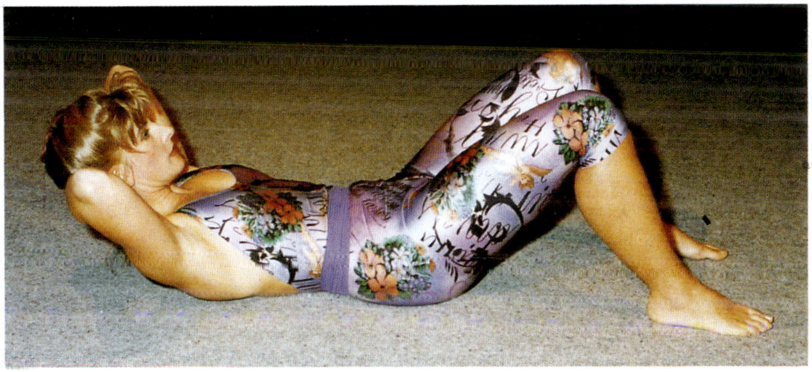

43

Heben Sie erneut das angespannte Gesäß und Ihren Rücken hoch an. Legen Sie Ihre Ellenbogen und Ihren Kopf auf den Händen ab, danach den Kopf und den Schultergürtel wieder anheben. Lassen Sie diese Übung zu einer Wiegeübung werden. Wiederholen Sie das Auf- und Abwiegen des Beckens.

Babyhaltung

Ziel dieser Übung ist die Entspannung und Lockerung der Lendenwirbelsäule.

Ausführung: Sie liegen in Rückenlage mit aufgestellten Beinen. Die Arme sind in Schulterhöhe ausgebreitet. Die Handflächen zeigen nach oben. Lassen Sie Ihre Knie weit auseinandersinken in Richtung Boden wie in Abbildung 44. Die Fußsohlen liegen gegeneinander. Wölben Sie Ihren Rücken hoch zu einem Hohlkreuz, wobei Sie Oberschenkel und Knie noch einmal spreizen.

Heben Sie Ihre Knie an wie in Abbildung 45. Drücken Sie Ihre Lendenwirbelsäule fest an den Boden (ohne Hohlkreuz!). Danach folgt wieder die Hohlkreuzübung mit gespreizten Knien. Zehn bis 20mal wiederholen.

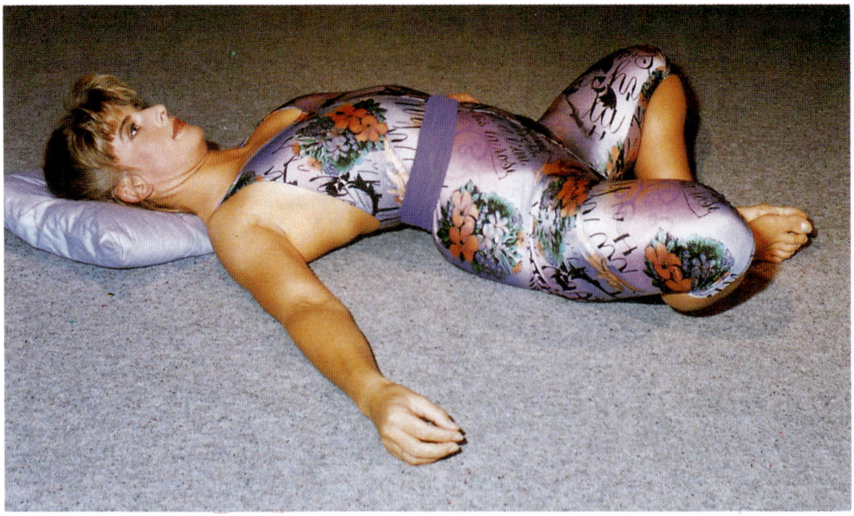

44

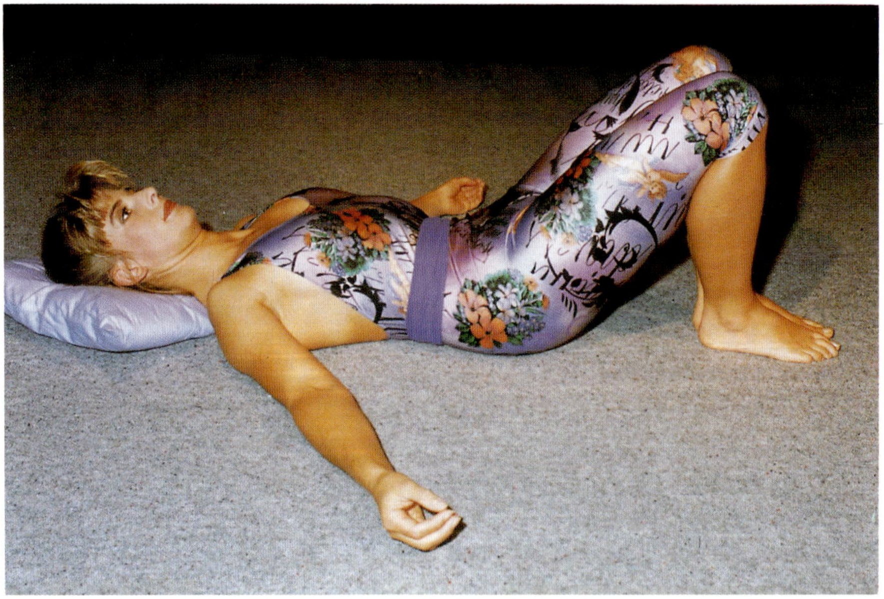

45

Drehübung mit rückenentspannender Wirkung

Ziel dieser Übung ist eine wohltuende Lockerung im Lendenwirbelsäulenbereich und die Entspannung der hier austretenden Nerven.

Ausführung: Sie liegen in Rückenlage. Breiten Sie Ihre Arme in Schulterhöhe aus. Die Handflächen schauen nach oben. Dehnen Sie Ihren Nacken. Ziehen Sie Ihre Beine auf den Bauch, und verkreuzen Sie Ihre Füße. Halten Sie Ihre Knie dicht am Brustkorb (Ausgangsposition).

Drücken Sie Ihre Lendenwirbelsäule fest an den Boden. Halten Sie Ihren Schultergürtel und Ihre Ellenbogen mit leichtem Druck am Boden. So erhalten Sie sich Ihre Körperspannung und können die Bewegung leichter führen. Drehen Sie nun Ihre Knie und Hüften langsam zur rechten Seite dem rechten Ellenbogen entgegen. Das Gesicht wenden Sie der linken Schulter zu. Halten Sie diese Position etwa 15 bis 20 Sekunden. Danach drehen Sie sich bei gehaltener Schulter- und Armspannung zur linken Seite wie in Abbildung 46. Die Haltephase wird wie auf der rechten Seite eingelegt. Wechseln Sie noch fünf- bis zehnmal zu jeder Seite.

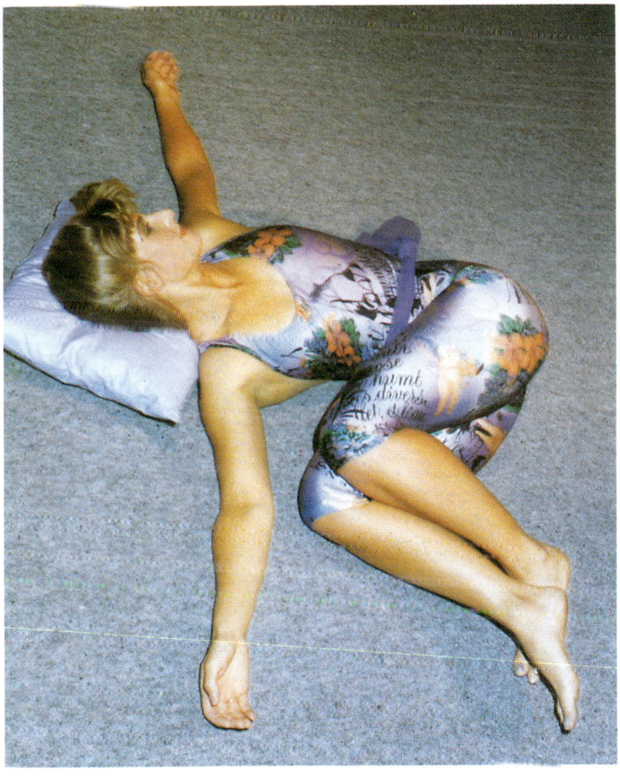

46

So atmen Sie richtig: Ausatmen während der Seitdrehung mit Zischlaut; einatmen in der Ausgangsposition durch die Nase.

Wichtig: Bei allen Übungen beachten Sie den langen gedehnten Nacken. Sie erhalten ihn, indem Sie das Kinn zum Hals ziehen, ohne dabei den Kopf anzuheben.

Tip: Um den Kraftaufwand möglichst gering zu halten, sollten Sie die Seitendrehung nur so weit ausüben, wie Ihre Schultern dabei am Boden bleiben können.

Entspannen Sie sich: Bleiben Sie nach der Übung in der Rückenlage mit aufgestellten Beinen liegen. Entspannen Sie Ihr Gesicht, und lächeln Sie irgendeinem Bild – etwas Schönem für Sie Liebenswertem – zu! Das Gefühl, das damit verbunden ist, wird in Ihrem Körper für eine tiefe Entspannung sorgen. Genießen Sie sie!

Entspannungsübung: Gute Gefühle als Kraftquelle

Entfalten Sie Ihre Vorstellungskraft. Vorstellung schafft Wirklichkeit, sagt ein Sprichwort, probieren Sie es aus: Stellen Sie sich eine Situation vor, in der Sie sich ganz besonders gut gefühlt haben. Sehen, hören und fühlen Sie sich intensiv in dieses Vorstellungsbild hinein. Tun Sie so, als würden Sie diese Situation noch einmal erleben.

- Sie waren der Situation absolut gewachsen;
- Sie fühlten sich stark und überlegen;
- Sie waren sich Ihrer Sache absolut sicher;
- Sie hatten großes Vertrauen zu sich selbst.

So oft wie Sie können, schwelgen Sie in guten Erinnerungen. Fühlen Sie sich ruhevoll, liebevoll und friedvoll erfüllt. Ihr Körper kennt diese Gefühle, sie sind ihm nicht fremd. Gute Gefühle sind eine Kraftquelle, aus der Sie jederzeit schöpfen können. Ihr Körper wird es Ihnen durch gesundes Funktionieren danken.

Das Gute-Nacht-Programm zur Entspannung

Zu einem guten Tag gehört auch eine gute Nacht. Sie können selbst sehr viel dazu beitragen, indem Sie Ihren Körper mit kleinen entspannenden Massagen und einer gezielten Abspannung auf die Nacht vorbereiten.

Selbstmassage für die Lendenwirbelsäule

Ziel dieser Übung ist eine bessere Durchblutung. Gleichzeitig entspannen Sie den Lendenwirbelsäulenbereich; so vermeiden Sie Rückenschmerzen am Morgen.

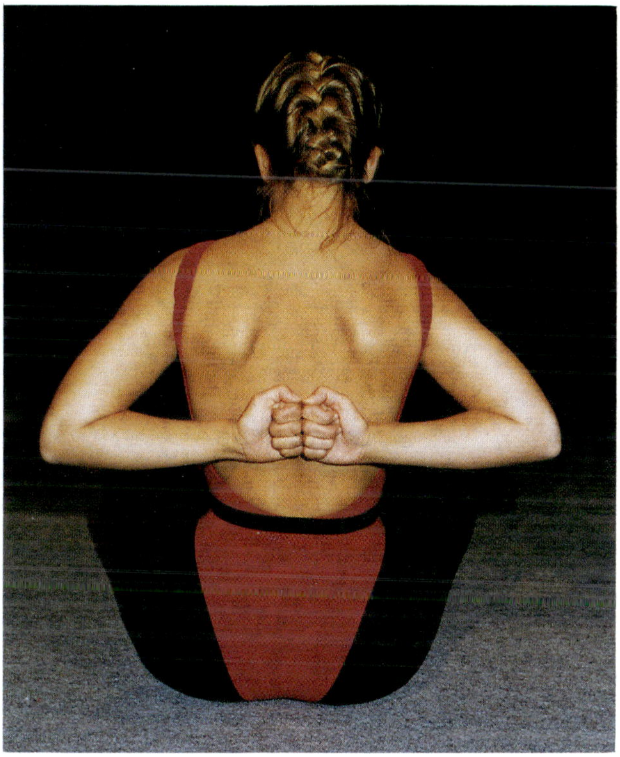

47

Ausführung: Sie sitzen oder stehen. Ballen Sie die Fäuste, und legen Sie sie auf dem Rücken oberhalb des Gesäßes auf. Die Fingerknöchel sollen sich berühren, während die Handknöchel fest neben der Wirbelsäule aufliegen. Mit mäßigem bis festem Druck sollten Sie nun die Fäuste an der Wirbelsäule hochschieben, nach Möglichkeit bis zur Brustwirbelsäule. Abbildung 47 zeigt Ihnen, wie es geht. Die Fingerknöchel halten dabei festen Kontakt.

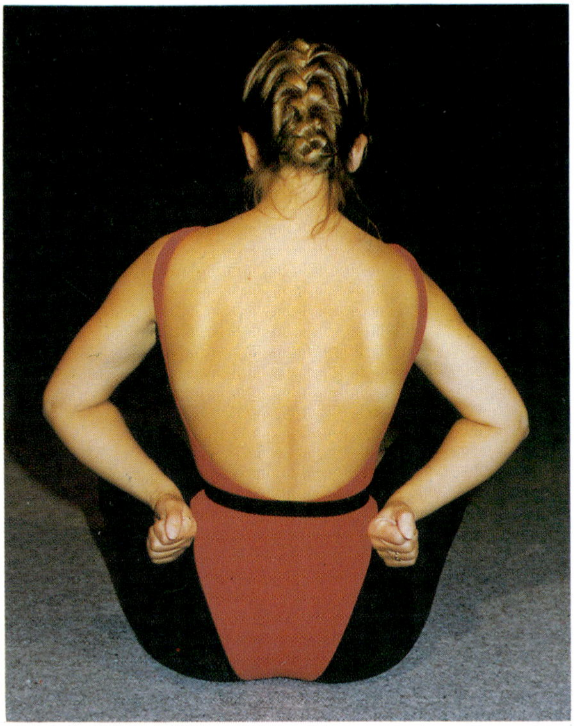

48

Schieben Sie sie danach wieder abwärts bis an die Gesäßfalte. Hier die Fäuste dehnend auseinanderziehen und wieder zusammenschieben wie in Abbildung 48. Danach folgt erneut das Aufwärts- und Abwärtsschieben sowie das seitwärtige Auseinanderdehnen; diesmal eine Partie höher als die Gesäßfalte, und so weiter massieren, bis der Lendenbereich spürbar erwärmt und durchblutet ist.

Selbstmassage für die Halswirbelsäule

Ziel dieser Übung: Lockern, Entstauen, Entspannen.

Ausführung: Wie auf der Abbildung 49 ersichtlich, sind Ihre Hände zu Fäusten geballt. Massieren Sie mit Ihren Fingerknöcheln die Nackenmuskulatur neben der Halswirbelsäule nach oben und unten. Streichen Sie bis in den Schulterrand. Beugen Sie ganz leicht Ihren Kopf nach vorne. Behandeln Sie sich liebevoll. Ihr Körper dankt es Ihnen.

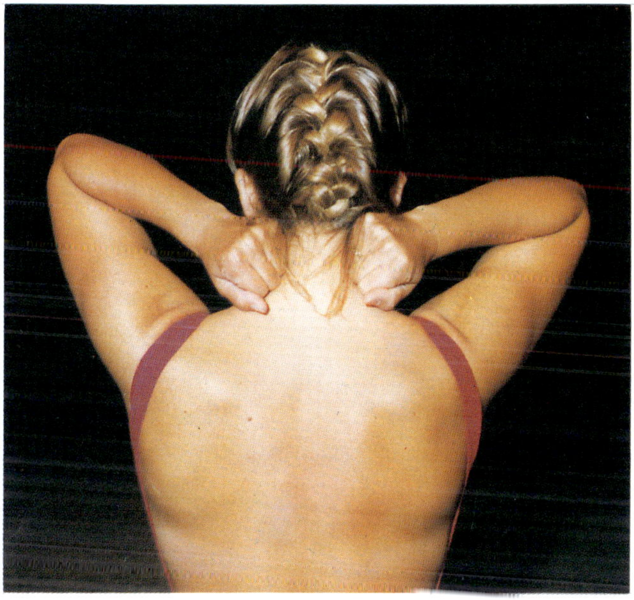

49

Variation: Legen Sie die Hände im Nacken neben den Halswirbeln auf. Die Fingerspitzen zeigen dabei in Richtung Kopf. Mit mäßigem Druck nun die Fingerkuppen abwärts bis zum Schulterrand schieben. Beim Aufwärtsschieben das Hinterhaupt mit leichtem Druck nach oben hinausdrücken. Der Nacken wird gedehnt und entstaut. Den Kopf während der Massage möglichst gerade halten, nur das Kinn ist ein wenig näher zum Hals gezogen. Die Massage beliebig lange ausfuhren.

Atemschulung

Ziel der Atemschulung ist richtiges, normales Atmen als Voraussetzung für einen stabilisierten Gesundheitszustand und Wohlbefinden auf allen Ebenen.

Atem ist Leben

Zum Leben braucht jedes Wesen Luft. In unseren Zellen und Organen geht ohne Sauerstoff nichts. Die Natur hat es praktischerweise so eingerichtet, daß das Atmen „von selbst" geht.

Einatmen und Ausatmen – das ist der Rhythmus des Lebens. Dieser Rhythmus funktioniert automatisch – und das von Geburt an.

Egal, ob wir schlafen oder wach sind, ob nachts oder tagsüber – das Wunder der Atmung funktioniert immer.

Aber ist Ihnen auch bewußt, daß nichts so eng zusammenhängt wie der Atem und das körperlich-seelische Geschehen? Schon bei den Griechen bedeutete „Psyche" sowohl Atemhauch als auch Seele. Sicher sind Ihnen Aussagen wie diese bekannt: Ein Erlebnis „verschlägt einem den Atem"; eine Landschaft ist „atemberaubend schön"; vor Spannung ist man „atemlos".

Im Gegensatz zu den Tieren hat der Mensch die Möglichkeit, seinen natürlichen Atemrhythmus zu verändern. Er kann sich seines Atems und damit auch seines Lebens bewußt werden.

Wer einmal die Erkenntnis gewonnen hat, daß der Atem Leben bedeutet, der erkennt auch, daß falsches Atmen falsches Leben ist. Jeder, der mit kranken Menschen zu tun hat, weiß, daß kranke Menschen falsch atmen. Man kann beinahe sagen, daß all diejenigen, die nicht richtig atmen, krank werden.

Schon vor 4000 Jahren wußte man in der östlichen Kulturwelt, daß Entspannung, Bewegung und Atmung zusammengehören und wesentlich zur Harmonie von Körper, Geist und Seele beitragen. Deshalb wurde in den Übungsbeschreibungen auch so viel Wert auf richtiges Atmen gelegt. Denn richtiges Atmen erleichtert nicht nur die Körperarbeit, sondern hält Körper und Seele beisammen.

Entspannung und Körperwahrnehmung: Bewußtsein und Empfinden schulen

Ziel der Entspannung ist es, den eigenen Körper neu und intensiv zu entdecken und zu erfahren und die Sensibilität für funktionelle Abläufe und unbewußte Mechanismen im Körper zu steigern.

Vielen Menschen ist das Bewußtsein für den eigenen Körper verlorengegangen. Sie haben in der Folge ein gestörtes Verhältnis zum eigenen Körper. Körperliche Signale werden falsch interpretiert, falsch ablaufende oder unökonomisch ablaufende Bewegungsmuster nicht erkannt.

Das Wahrnehmen der Bewegungszusammenhänge sowie anderer meist unbewußt ablaufender Mechanismen ist jedoch notwendig, um das alltägliche Verhalten einer gesunden Lebensweise anzupassen. Nicht nur das Hineinhorchen in den und das Wahrnehmen des Körpers ist wichtig. Wichtig ist auch der Lernprozeß, der daraufhin erfolgen muß. Ist die Ursache erkannt und auch die Wirkung angenommen, muß mit der Bewußtseinsarbeit zur richtigen Reaktion begonnen werden, damit das neue Bewegungsmuster ausgeführt wird und nicht das der Gewohnheit. Das Ändern von Gewohnheiten erfordert jedoch Übung und Geduld, bis die richtige Haltung als normal angenommen und zur Gewohnheit wird.

Zur Bewußtseinsarbeit gehört auch das Erkennen der inneren Einstellungen. Psychologische bzw. psychosomatische Faktoren sind meist in hohem Maße mitverantwortlich für den von Rückenschmerzen geplagten Arbeitsmenschen. Unter dem Stichwort „Streß“ finden wir die psychischen Belastungen, die in unmittelbarem Zusammenhang zu Rückenbeschwerden stehen.

Ziel unserer Rückenarbeit ist deshalb auch, ein optimales Spannungsgleichgewicht, also die Balance zwischen Spannung und Entspannung (= Wohlspannung der Gesamtpersönlichkeit) zu erreichen. Das kann erreicht werden, wenn neben der Haltungs- und Bewegungsarbeit der Bereich Entspannung eine ebenso wichtige Rolle spielt.

In einfach zu erlernenden Methoden wie der Muskelrelaxation (Seite 100), der gelenkten Tiefenentspannung, oder des Autogenen Trainings (zum Beispiel: Gerhard Kirchner, Autogenes Training für jedermann, mvg-verlag, München/Landsberg a.L.) haben wir die Möglichkeit, diese physischen und psychischen Spannungen festzustellen und sie zu beheben.

Die Wirkung von Entspannungsmethoden zeigt sich in der Förderung der parasympathischen Aktivität und in der Abnahme der sympathischen Aktivität. Der Parasympathicus, auch Vagus genannt, ist ein Teil des vegetativen Nervensystems, sozusagen „die Bremse“ in unserem Körper, der die Erholungsphase einleitet. Der Sympathicus, als Gegenspieler, ist „der Gashebel“, der alles in unserem Körper reaktiviert und uns auf Gefahr, Belastung und Arbeit vorbereitet.

Besonders in der Entspannung läßt sich der Zusammenhang zwischen Geist, Körper und Seele entdecken. Diese Erkenntnis gibt dann die Möglichkeit, einen der beiden Pole Spannung oder Entspannung zu beeinflussen, wenn man jeweils am anderen Pol gezielte Maßnahmen ansetzt. Was bewirkt Entspannung nun genau? Sie:

- läßt die Muskulatur erschlaffen, der Muskeltonus sinkt;
- holt den Körper aus seiner andauernden Alarmbereitschaft;
- beruhigt die Atmung (der Sauerstoffverbrauch sinkt);
- senkt den Blutdruck, wirkt stabilisierend auf den Kreislauf;
- bewirkt vermehrte Hautdurchblutung und Gefäßerweiterung;
- verringert den Energieverbrauch;
- bewirkt im Gehirn sogenannte Alphawellen, die einem Zustand zwischen Schlafen und Wachen entsprechen;
- löst die Erholungsphase und Ruhebereitschaft des Körpers aus.

Entspannung kann also viele Probleme lösen. Sie sorgt dafür, daß wir alltäglichen und streßgeladenen Situationen ruhiger und gelassener gegenübertreten – und nicht zuletzt besser und klarer denken können.

Aktives Entspannen durch Tiefenmuskelentspannung (oder Muskelrelaxation)

Ziel des aktiven Entspannens: Spannungszustände in der Muskulatur zu lokalisieren und sie durch bewußtes Entspannen zu lösen. Die Muskeln des Körpers werden in einer bestimmten Reihenfolge nacheinander angespannt und wieder entspannt.

Ausführung: Sie liegen in der Rückenlage. Den Kopf können Sie mit einem kleinen Kissen unterpolstern. Wenn Sie diese Übung tagsüber durchführen, decken Sie sich dabei leicht zu. Gönnen Sie sich im Anschluß dieser Übung noch ein paar Minuten Besinnung oder Schlaf.

Empfehlung: Die Übung vorher durchlesen und anschließend durchführen oder sich auf ein Band sprechen.

Diese Anweisung gilt für alle Haltephasen: Beginnen Sie langsam mit der Anspannung, dann die Spannung steigern. Halten Sie die Anspannung zehn bis 15 Sekunden lang, und beobachten Sie, wie sie sich ausbreitet. Atmen Sie dabei ruhig und gleichmäßig weiter. Entspannen Sie sich langsam, und werden Sie sich der einzelnen Lösungsphasen bewußt.

Wir beginnen mit den Füßen. Drücken Sie Ihre Füße wie eine Spitzentänzerin nach vorne und nach unten (die Spannung halten und dann entspannen).

Winkeln Sie Ihre Füße im Fußgelenk nach oben ab. Dehnen Sie Ihre Fersen (die Spannung halten und dann entspannen).

Ziehen Sie Ihre Zehenspitzen in Richtung Kopf (die Spannung halten und dann entspannen).

Drücken Sie die Fersen und den Hinterkopf zur Liegefläche. Wölben Sie den Rücken nach oben zu einem Hohlkreuz. Spannen Sie Ihre Gesäßmuskeln an (die Spannung halten und dann entspannen).

Drücken Sie Ihre Kniekehlen nach unten (die Spannung halten und dann entspannen).

Drücken Sie Ihre Lendenwirbelsäule fest an die Unterlage (die Spannung halten und dann entspannen).

Ballen Sie die Fäuste (die Spannung halten und dann entspannen).

Spreizen Sie Ihre Finger (die Spannung halten und dann entspannen).

Drücken Sie Ihre Handgelenke und Fingerkuppen auf die Unterlage. Atmen Sie dabei auf einen Zischlaut aus (Abspannung im Brustkorb). Die so erhaltene flache Rückenlagerung beibehalten, während Sie einatmen (die Spannung halten und dann entspannen).

Pressen Sie Ihre Schulterblätter kräftig zusammen (die Spannung halten und dann entspannen).

Ziehen Sie Ihre Schultern zu den Ohren hoch (die Spannung halten und dann entspannen).

Atmen Sie nach dem Entspannen noch ein paarmal auf Zischlaute aus, bis die flache Rückenlage erreicht ist.

Gesichtsentspannung

Besonders wichtig ist es, Ihr Gesicht zu entspannen. Unser Gesicht hält mehr oder weniger deutlich auch tieferliegende Spannungsprozesse fest. Deshalb ist die Gesichtsentspannung auch für zwischendurch von tief beruhigender Wirkung.

Pressen Sie Ihre Lippen kräftig aufeinander (die Spannung halten), spüren Sie der Anspannung in ihrer Auswirkung auf Kiefer, Hals, Nacken und Atmung nach. Spüren Sie beim Entspannen den einzelnen Lösungsphasen bewußt nach.

Ziehen Sie Ihre Nase kraus, rümpfen Sie sie (die Spannung halten). Beim Entspannen die Lösungsphasen beobachten!

Drücken Sie Ihre Augen fest zu (die Spannung halten). Beim Entspannen die Lösungsphasen beobachten!

Ziehen Sie Ihre Stirn in Falten, runzeln Sie sie (die Spannung halten). Beim Entspannen die Lösungsphasen beobachten!

Dehnen Sie Ihre Kopfhaut (die Spannung halten). Die Dehnungsphase kann in ihrer Auswirkung bis weit über den Rücken erspürt werden. Außerdem wird sich die Atembewegung in den Bauch verlagern (die Ruheatmung setzt ein). Entspannen Sie sich; mit freundlichem Gesichtsausdruck können Sie sich die Ruheatmung erhalten, dadurch vertieft sich die Entspannungsphase.

Bleiben Sie noch einige Zeit in dieser angenehmen Entspannungslage. Folgen Sie Ihrer Atembewegung, und spüren Sie dem sanften Strömen durch die Nase nach.

Tip: Am Abend ausgeführt hat die Gesichtsentspannung sich als Einschlafhilfe bestens bewährt.

Die mental gelenkte Massage

Auch diese Übung eignet sich hervorragend als Einschlafhilfe. Sie stimmt uns ganz sanft auf den eigenen Körper ein und vermag seelische und körperliche Energien freizusetzen.

Sie liegen bequem in der Rückenlage. Entspannen Sie sich – lesen Sie sich langsam in die Übung ein. Nach einigen Sätzen schließen Sie Ihre Augen und vollziehen das Gelesene gedanklich nach. Stellen Sie sich vor, Ihre Aufmerksamkeit ist wie eine liebevolle Hand, die Sie so sanft und behutsam massiert, daß sich alle disharmonischen Zustände lösen können.

Ohne Willensanstrengung lenken Sie Ihre Aufmerksamkeit in Ihre Handflächen und stellen sich vor, sie zu massieren. Vielleicht verspüren Sie bald darauf ein angenehmes Wärmegefühl und ein leichtes Kribbeln in den Fingerspitzen. Wandern Sie nun langsam höher hinauf in die Arme, und verweilen Sie am Ellenbogen und in den Schultergelenken. Wandern Sie wieder weiter mit Ihrer Aufmerksamkeit in Ihren Nacken. Lockern Sie ganz bewußt Ihre Halswirbelsäule.

Steigen Sie nun den Hinterkopf entlang nach oben bis zum Scheitel hoch, verweilen Sie auf Ihrer Kopfhaut. Massieren Sie gedanklich besonders den Punkt um den Scheitel herum. Lassen Sie Ihre geistige Hand wie einen sanften Windhauch über das Gesicht streichen. Spüren Sie, wie weich es wird. Gleiten Sie über Ihren Hals abwärts in die Mitte des Brustraumes, und folgen Sie dem Atemstrom in die Lunge, und sammeln Sie sich dann in Ihrem Herz. Warten Sie ab, bis Sie das Gefühl haben, es entstehe ein Kraftpunkt in Ihnen.

Wandern Sie weiter nach unten. Verweilen Sie im Sonnenzentrum, beleuchten Sie mit Aufmerksamkeit Ihre Organe im Oberbauch, bis Sie das Gefühl der Entspannung haben. Gleiten Sie tiefer über Ihren Nabel in den Unterbauch, und verweilen Sie im Beckenboden.

Massieren Sie die Vorderseite der Beine abwärts über die Knie, die Schienbeine und Füße bis zu den Zehenspitzen. Kommen Sie über die Rückseite wieder hoch: Fußsohlen, Waden, Kniekehlen, Oberschenkel bis ins Gesäß. Verweilen Sie am Ende der Wirbelsäule, und massieren Sie sanft Ihr Gesäß.

Steigen Sie höher zur Lendenwirbelsäule und massieren Sie die Nierenbekken. Gleiten Sie nun höher in die Brustwirbelsäule, und fühlen Sie sich rechts und links in die Schulterblätter ein.

Bleiben Sie zum Schluß mit Ihrer Aufmerksamkeit in dem Kraftpunkt in der Mitte Ihrer Brust. Stellen Sie sich vor, daß mit jedem Einatmen dieser Punkt an Ausstrahlung gewinnt und mit jeder Ausatmung kraftvolle Ruhe durch den Körper strömt. Auch nach dieser Übung empfiehlt es sich, nachzuruhen, falls sie am Tag ausgeführt wird.

9. Ihr persönliches Rückenprogramm zur besseren Bewältigung von Alltagsstreß

Wer viel sitzt, braucht viel Bewegung

Langes Sitzen belastet den Körper und macht steif, vor allem werden der Nakken- und Schultergürtel sowie der obere Rücken beansprucht, aber auch das Becken und der Lendenwirbelbereich werden durch das lange Sitzen meist falsch belastet. Grundsätzlich gilt: Bei Sitzberufen sich häufiger bewegen und den Rücken stabilisieren!

Die richtige Ausgleichsbewegung verschafft Ihnen folgendes Übungsprogramm. Wichtig ist die Vorbereitung. Bringen Sie Ihren Kreislauf zunächst mit einem kleinen Lauftraining auf der Stelle in Schwung. Lassen Sie Ihre Arme dabei mitschwingen.

Übungsteil

1 Strecken, Dehnen (siehe Seite 54)	**2** Seitdrehung (siehe Seite 59)	**3** Pendelschwünge (siehe Seite 76)
4 Kombinationsübung gestreckte Armführung (siehe Seite 64)	**5** Kopfseitbeugen (siehe Seite 66)	**6** Kopfdrehen (siehe Seite 66)

Die Übungen 1, 2 und 3 nach Möglichkeit im Stehen ausführen. Bei den Übungen 4, 5 und 6 können Sie sitzen bleiben. Wählen Sie danach eine der Entspannungshaltungen aus.

Tip: Täglich fünf Minuten Training und fünf Minuten Entspannung sind besser als einmal eine halbe Stunde pro Woche.

Rückenentspannende Sitzhaltungen zur Entlastung der Beine

Strecken Sie zunächst beim Sitzen die Beine lang aus, und verkreuzen Sie die Füße, drücken Sie die Knöchel für 20 Sekunden gegeneinander.

Verbeugung am Tisch

Schieben Sie Ihren Stuhl so weit nach hinten, daß Sie mit ausgestreckten Armen und Händen die Tischkante in schulterbreitem Abstand umfassen können. Lassen Sie den Kopf zur Brust sinken.

Drücken Sie zunächst mit den Händen gegen die Tischkante, halten Sie die Spannung 15 bis 20 Sekunden lang an.

Lassen Sie dann den Oberkörper zwischen den Armen nach unten sinken, und heben Sie die Ellenbogen seitwärts an.

Bleiben Sie mindestens 20 Sekunden in dieser Haltung.

Atemübung

Setzen Sie sich auf die vordere Kante Ihres Stuhles. Stellen Sie Ihre Füße etwa 15 Zentimeter breit auseinander. Die Fersen zeigen nach innen, die Zehen sind nach außen gerichtet.

Legen Sie die Hände hinter sich auf die Sitzfläche, die Finger zeigen dabei nach hinten. Drücken Sie mit Ihren Händen zur Sitzfläche.

Beugen Sie jetzt den Oberkörper nach hinten. Lassen Sie den Kopf weit nach hinten hängen. Öffnen Sie Ihren Mund, und lassen Sie den Unterkiefer locker. Atmen Sie ruhig durch Mund und Nase.

Halten Sie diese Position 30 Sekunden lang. Richten Sie sich danach ganz langsam auf, und entspannen Sie sich.

Bleiben Sie noch mindestens ein bis zwei Minuten sitzen mit sehr geradem Rücken, aufgerichtetem Brustkorb und stolzer Kopfhaltung. (Das Kinn ist leicht zum Hals gezogen.)

Entspannungshaltung

Setzen Sie sich auf die ganze Sitzfläche Ihres Stuhles. Stellen Sie Ihre Beine weit auseinander auf. Richten Sie Ihren Oberkörper gerade auf. Senken Sie den Oberkörper nach vorne, und lassen Sie auch den Kopf nach unten sinken. Setzen Sie Ihre Ellenbogen auf die Knie, die Hände hängen locker zwischen den Beinen.

Entspannen Sie Ihr Gesicht, lächeln Sie in sich hinein. Entspannen Sie sich für einige Minuten.

Langes Stehen macht müde

Steif und verspannt wird man durch viele Faktoren. Auf der einen Seite durch sich ständig wiederholende Bewegungsabläufe, durch zu enge Kleidung und Schuhe, aber auch durch berufsbedingte Emotionen und Streßfaktoren.

Wenn Sie viel stehen müssen, bewegen Sie Ihre Beine und Füße so viel wie möglich, lockern Sie immer wieder die Glieder.

Wichtig ist die Vorbereitung: Das Traben auf der Stelle lockert die Glieder. Die Arme sollten dabei einfach mitschwingen (zwei bis drei Minuten). Danach kreuzen Sie Ihre Füße, und drücken Sie Füße und Beine kräftig gegeneinander (20 Sekunden halten).

Übungsteil

1	2	3
Seitdehnung im Stehen (siehe Seite 77)	Seitdehnung im Kniestand (siehe Seite 79)	Seitdrehung im Fersensitz (siehe Seite 85)
4	**5**	**6**
Anspannungsübung in Bauchlage (siehe Seite 81)	Beckenschaukel (siehe Seite 56)	Drehübung in Rückenlage (siehe Seite 59)

Tip: Falls Sie nicht so viel Zeit haben oder ein oder zwei Übungen am Arbeitsplatz ausführen wollen, beginnen Sie mit dem Verkreuzen der Füße, machen Sie danach die Seitdehnung im Stehen, und lockern Sie Ihre Beine durch leichtes Federn auf der Stelle. Anschließend folgt die Entspannungshaltung im Stehen. Sie werden staunen, wie Sie sich danach wieder fit fühlen werden.

Entspannung nicht nur für müde Beine

Füße hoch!

Legen Sie sich bequem in die Rückenlage, und lagern Sie Ihre Beine hoch an einer Wand oder auf einem Stuhl ab.

Dabei strecken Sie die Füße nach vorne durch. Die Spannung zehn Sekunden halten. Winkeln Sie die Füße dann nach unten ab. Die Spannung zehn Sekunden halten, danach im Wechsel üben (eine Minute lang). Abschließend bleiben Sie noch einige Minuten entspannt so liegen.

Tip: Unter den Lendenbereich ein Kissen lagern, so wird der Rücken entspannt. Die Arme schräg nach hinten lagern, dabei tief atmen, wie Sie es zum Beispiel im Morgenprogramm gelernt haben.

Atemübung

Stellen Sie sich ohne Schuhe mit gespreizten Beinen auf, die Zehenspitzen zeigen nach außen. Der Rücken ist gerade, der Brustkorb aufgerichtet. Die Arme hängen seitlich entspannt herab. Legen Sie Ihre Hände mit den Fingerspitzen nach unten rechts und links gleich unterhalb der Achselhöhlen an den Brustkorb. Atmen Sie nun tief durch Mund und Nase ein. Halten Sie den Atem bequem an, und beugen Sie leicht die Knie in Richtung Fußspitzen ein. Halten Sie den Atem noch etwas an.

Atmen Sie dann langsam aus, strecken Sie die Beine wieder, dabei lassen Sie die Hände an den Rumpfseiten nach unten gleiten, bis sie entspannt herabhängen. Machen Sie zwei bis drei tiefe und ruhige Atemzüge.

Danach können Sie diese Übung noch zweimal wiederholen.

Entspannungsübung

Stellen Sie sich von hinten vor einen Stuhl oder eine Sessellehne, beugen Sie den Oberkörper über die Lehne nach vorne und unten. Mit den Händen und Unterarmen stützen Sie sich auf der Sitzfläche ab. Lassen Sie den Kopf hängen, und entspannen Sie Ihr Gesicht. Stellen Sie sich dabei abwechselnd auf die Zehen und auf die Fersen, ruhen Sie sich in dieser Haltung einen Moment aus.

Kraft tanken: Das Übungsprogramm für mehr Kraft und Energie

Wer sich so richtig lustlos oder abgeschlafft fühlt, wird wohl kaum Lust haben, noch Aktivität zu zeigen. Aber gerade das brauchen Sie, um wieder Kraft zu tanken. Wichtig ist die geeignete Vorbereitung.

Dehnen und strecken Sie sich ausgiebig, oder machen Sie die Gähnübung (Seite 54). Oder Sie probieren folgende „Kraftatemübung“ aus:

Kraftatemübung

Tief einatmen, dabei stellen Sie sich auf die Zehenspitzen und breiten die Arme aus. Atem anhalten, dabei die gestreckten Arme energisch von sich wegdrükken. Langsam ausatmen (auf einen Zischlaut), dabei senken Sie die Fersen, die Arme, ziehen das Kinn zum Hals und entspannen sich vollkommen. Wiederholen Sie diese Übung drei- bis fünfmal.

Übungsteil

1
Katzenbuckel
(siehe Seite 90)

2
Händedruck im Fersensitz
(siehe Seite 74)

3
Seitliches Armheben im Fersensitz
(siche Seite 84)

4
Babyhaltung
(siehe Seite 92)

Tip: Die Kraftatemübung zwischendurch einmal ausgeführt bringt sofort Energie. Ebenso rasch wirkt die Händedruckübung, die sich auch sehr gut im Stehen oder Sitzen durchführen läßt.

Rückenentspannende Drehübungen

Beine auf den Bauch!

Legen Sie sich auf den Rücken, breiten Sie Ihre Arme seitlich aus, ziehen Sie beide Beine auf den Bauch, und kreuzen Sie Ihre Füße. Drehen Sie Ihren Rumpf sanft nach rechts und links auf jede Seite, halten Sie diese Lage für je 30 Sekunden. Lassen Sie den Schultergürtel dabei liegen.

Abspannen der Beine

Mit dieser Übung regen Sie den Lymphabfluß an und damit den Abtransport von Schlackenstoffen.

Legen Sie sich auf den Rücken, die Arme liegen neben dem Körper, die Handflächen zeigen nach oben. Heben Sie beide Beine in den Knien eingebeugt nach oben an. Während die Arme kräftig an den Boden drücken, heben Sie Ihr Gesäß etwas an. Halten Sie dabei die Lendenwirbelsäule fest gegen den Boden gedrückt, und spannen Sie die Bauchmuskeln an. Halten Sie diese Spannung für 30 Sekunden. Entspannen Sie sich, indem Sie die Unterschenkel absenken und mit Ihren Knien kleine Kreise ziehen. Danach können Sie die Übung noch einmal wiederholen.

Tiefes Entspannen

Legen Sie sich auf den Rücken, atmen Sie ein paarmal tief durch, und nehmen Sie bewußt wahr, wie sich die innere Anspannung löst. Bleiben Sie so lange liegen, bis sich alle Unruhe gelegt hat und Sie sich völlig entspannen können.

Abschalten können: Das Übungsprogramm für eine tiefe Entspannung

Manchen Menschen fällt Abschalten besonders schwer. Sie greifen daher eher zu einer Zigarette oder zu einem Drink. Verspannungen lösen und die Nervosität ablegen und zur Ruhe kommen ist aber gerade dann notwendig, wenn Sie aus dem Gleichgewicht geraten sind, schlecht schlafen, gestreßt oder traurig sind. Befreien Sie sich durch dieses kleine Übungsprogramm von innerem Druck und Unausgeglichenheit.

Wichtig ist die Vorbereitung: Dehnen Sie sich ganz ausgiebig, und machen Sie ganz langsam ein paar Pendelschwünge und langsame Körperdrehungen nach rechts und nach links.

Übungsteil

1
Händedruckübung im Kniestand
(siehe Seite 74)

2
Seitdehnung im Kniestand
(siehe Seite 79)

3
Katzenbuckel
(siehe Seite 82)

4
Rutschhalte
(siehe Seite 83)

Tip: Bei wenig Zeit nach den Dehnungen gleich die Tiefenmuskelentspannung von Seite 100 folgen lassen.

Rückenentspannung in der Schwangerschaftslage (nicht nur für Frauen gut)

Sie liegen in der Bauchlage, den Kopf bequem seitlich aufgelegt. Legen Sie Ihre Arme angewinkelt nach oben ab. Ziehen Sie das rechte oder das linke Bein angewinkelt seitlich am Boden hoch. Entspannen Sie sich einige Minuten, dann wechseln Sie die Beinstellung.

Atemübung

Legen Sie sich in die Rückenlage, die Beine liegen nebeneinander. Unterstützen Sie den Rücken und Kopf mit einem oder zwei festen Kissen. Breiten Sie Ihre Arme seitwärts aus, die Handflächen zeigen nach oben. Entspannen Sie sich bei flacher Rückenlagerung für drei bis fünf Minuten. Atmen Sie gleichmäßig ruhig und bewußt. Stehen Sie nach dieser Übung rückengerecht auf.

Tip: Wenn Sie sich täglich einmal bewußt um ein verlangsamtes ruhiges Ein- und Ausatmen bemühen, wird sich auch Ihre gedankliche Tätigkeit beruhigen und das Gefühlsleben harmonisieren. Der richtige Atemrhythmus stellt sich dann ganz von selbst ein.

10. Dabeibleiben!

Anfangen ist eine Sache – dabeibleiben eine andere. Sobald Sie spüren, daß Ihre Beweglichkeit zugenommen hat und Sie den wohltuenden Effekt von Spannung und Entspannung spüren, wird Sie dies gewiß motivieren, weiterzumachen.

Trotzdem werden sich wahrscheinlich Phasen einstellen, in denen man glaubt, daß alles nichts bringt. Situationen, in denen der Alltagsstreß wieder hohe Wellen schlägt, werden auch den Rücken wieder stark belasten, und es kommt zu verstärkten Beschwerden. Sollte dies der Fall sein, wird es Zeit, vielleicht das Übungsprogramm zu ändern oder die Motivation unter die Lupe zu nehmen. Wichtig ist es deshalb, zu überlegen, wie Sie durch Ihr Training wieder in Schwung kommen.

- Schrauben Sie Ihre Erwartungen nicht so hoch! Von heute auf morgen läßt sich nicht viel erreichen. Vielmehr wird es so sein, daß die Beweglichkeit fast unmerklich zunimmt und Ihnen dies erst bewußt wird, wenn Sie plötzlich Bewegungen ausführen können, die Ihnen vorher unmöglich waren.

- Hüten Sie sich vor Übereifer! Mehr Schaden als Nutzen handeln Sie sich ein, wenn Sie von sportlicher Untätigkeit ins andere Extrem fallen. Außerdem wird sich dabei Ihre Motivation am schnellsten erschöpfen. Gehen Sie also bedächtig vor, beachten Sie die Tips, und steigern Sie sich allmählich.

- Gestehen Sie sich Ruhetage zu! Schwänzen Sie ruhig einmal die funktionellen Übungen, entspannen Sie sich dafür ganz bewußt. Nur das rückengerechte Bewegen aus der Rückenschule sollte wirklich täglich in Ihre Alltagsroutine eingebaut werden.

- Hören Sie bei ersten Anzeichen von Besserung keinesfalls mit dem Training auf! Es fällt schwer, sich erneut zur Regelmäßigkeit aufzuschwingen.

- Nehmen Sie sich vor, sportliche Aktivität mit Freunden oder in einer Gruppe zu absolvieren! Es macht Spaß, man kann Erfahrungen austauschen und sich gegenseitig motivieren. Sportvereine, fast alle Krankenkassen und Erwachsenenbildungsstätten bieten Wirbelsäulengymnastik, Atem- und Haltungsschulung an.

- Wirbelsäulengymnastik kann ein Anfang sein, um wieder voll belastbar zu werden. Bleiben Sie deshalb nicht nur bei dieser Form von körperlicher Bewegung. Es gibt heute eine Vielzahl von Angeboten, in denen Sie sich bewußt bewegen lernen können. Den Anspruch der Ganzheitlichkeit erfüllt zum Beispiel Yoga, schnuppern Sie mal in einen Kurs hinein. Außer wirbelsäulenfreundlichen Übungen finden Sie im Yoga eine Vielzahl von Atem- und Entspannungsübungen, und es werden Ihnen so manche innerlichen Zusammenhänge (Körper-Geist-Seele) bewußt.

Und nun viel Spaß und viel Erfolg bei Ihrer Wirbelsäulengymnastik!